ナースのための
世界一わかりやすい
呼吸器診断学

国立病院機構近畿中央胸部疾患センター 内科
倉原 優 [著]

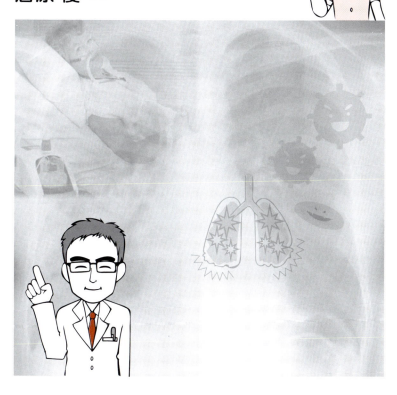

金芳堂

まえがき

　私は，大阪南部で呼吸器内科医をしている30代なかばのオジサンです。いくつか連載や本を執筆していますが，それ以外はいたって普通の医師です。

　私の勤務している病院は呼吸器疾患の高度専門病院なのですが，ときどき現場のナースから「医師から病気についてレクチャーをして欲しい！」「教科書の記載が難しすぎて，分かりにくい！」という声を耳にします。

　おそらくどの病院のどの診療科でも同じなのだと思います。呼吸器疾患を勉強したいけど，分かりやすい"材料"がない。この理由は，「ナースは診断学を学ばなくてもよい」という風土が存在するためです。診断学や治療学は医師の業務なので，ナースはケアについて学べばよい。そういった間違った文化が根付いているからです。現在は簡単にインターネットで医学的な情報を検索できる時代になりました。しかし，怪しいウェブサイトからゲットした情報で日々のケアにあたるのはすすめられません。

　この本は，呼吸器疾患に触れるナースのために，できるだけ分かりやすく書いた診断学の本です。医師がどのように診断をしてどのように治療しているか，疾患別にできるだけ読みやすく書きました。

　本書で触れた疾患以外にも，星の数ほどの呼吸器疾患が存在します。しかしそんなマニアックな疾患をいちいち覚えていてはキリがありませんから，「これだけは！」と厳選した重要呼吸器疾患だけを勉強しましょう。これで呼吸器臨床の8割以上はカバーできているはずです。

　この本を読み進めていくうちに，どんより曇り空の呼吸器ナースの頭の中が，少しでも晴れマークになることを心から願っています。

　執筆にあたり尽力いただきました金芳堂の三島民子様に心より感謝申し上げます。いつも私にパワーをくれる妻の実佳子，長男の直人，次男の恵太もありがとう。

2016年9月

国立病院機構近畿中央胸部疾患センター

倉原　優

目　次

1章　ナースの疾患診断学　—————————— 1

1. 診断は医師の特権？　看護師だって診断学を勉強したい！　2

2. 診断基準は絶対？　浮気の診断基準　7

3. 胸部画像検査　左右対称の鉄則！　10

2章　感染症　—————————— 17

1. 市中肺炎（CAP）　一番多い呼吸器疾患　18

2. 非定型肺炎　型にはまらないアウトローな肺炎　27

3. 医療・介護関連肺炎（NHCAP）　これから増えてくる高齢者　35

4. 院内肺炎（HAP）　病院にいるのになぜ肺炎に？　41

5. 人工呼吸器関連肺炎（VAP）　看護の腕のみせどころ　46

6. 肺アスペルギルス症　呼吸器科でカビと言えばこれ　55

7. 肺結核　病棟で結核患者さんが出たら？　65

8. 非結核性抗酸菌症（NTM症）　中高年女性＋るいそう＋血痰　73

3章　閉塞性肺疾患　—————————— 79

1. 気管支喘息　代表的なアレルギー性呼吸器疾患　80

2. 咳喘息　気管支喘息とどう違うの？　96

3. COPD　たばこによるコモンディジーズ第1位　100

4. 気管支拡張症　ルール違反の気管支　109

4章　間質性肺疾患 ——————————— 115

1. 特発性肺線維症（IPF）　じわじわ進行する呼吸器内科の代表的疾患　116

2. 特発性間質性肺炎（IIPs）　アルファベットだらけの暗号疾患　123

3. 薬剤性肺障害　疑わしきは罰せよ！？　130

5章　悪性疾患 ——————————— 135

1. 肺がん　たばこを吸ってなくても発症する　136

2. 悪性胸膜中皮腫　石綿曝露はありませんか　150

6章　免疫・アレルギー性肺疾患 ——————— 157

1. サルコイドーシス　謎の病気？　158

2. 好酸球性肺炎（EP）　いわゆるアレルギー性肺炎その1　167

3. 過敏性肺炎（HP）　いわゆるアレルギー性肺炎その2　173

7章　その他 ——————————— 183

1. じん肺　職業歴で一発診断？　184

2. 閉塞性睡眠時無呼吸（OSA）　運転手にとって致命的疾患　189

3. 肺高血圧症　溺れるような呼吸の苦しみ　196

4. 急性呼吸窮迫症候群（ARDS）　最も重篤な呼吸器疾患　201

5. 気　胸　なぜ肺がしぼむ？　206

索引 ——————————— 215

コラム：

- 世界一カンタンな感度・特異度のハナシ　　　　　　　9

- 肺炎，肺炎と言うけれど　　　　　　　　　　　　　26

- 最近流行りの疾患概念，ACOS（エイコス）　　　113

- 特発性肺線維症（IPF）の患者さんに残された時間　134

- 耳にすることが多くなったニボルマブ（オプジーボ®）149

- 知っておきたい抗がん剤の重大な副作用　　　　　156

- 豊臣秀吉とサルコイドーシスの共通点　　　　　181

- CPAP 療法をすると太る？　　　　　　　　　　195

必見！ なぜこの検査を出すの？

- CRP　　　　　　　　　　　　　　　　25
- プロカルシトニン　　　　　　　　　　34
- β-D グルカン　　　　　　　　　　　　64
- ピークフロー　　　　　　　　　　　　93
- 気道可逆性検査　　　　　　　　　　108
- KL-6　　　　　　　　　　　　　　　122
- 胸部 HRCT　　　　　　　　　　　　127
- 遺伝子変異　　　　　　　　　　　　147
- 腫瘍マーカー　　　　　　　　　　　154
- ACE，血清可溶性インターロイキン 2 受容体　　165
- 気管支肺胞洗浄（BAL）　　　　　　171
- BNP　　　　　　　　　　　　　　　200

必見！ なぜこの処置をするの？

- クランプテスト　　　　　　　　　　214

1章 ナースの疾患診断学

1. **診断は医師の特権？**
    —— 看護師だって診断学を勉強したい！
2. **診断基準は絶対？**
    —— 浮気の診断基準
    コラム：世界一カンタンな感度・特異度のハナシ
3. **胸部画像検査**
    —— 左右対称の鉄則！

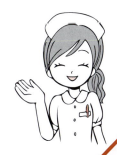

1章 ナースの疾患診断学

1. 診断は医師の特権？

看護師だって診断学を勉強したい！

医師の業務，看護師の業務

　日本の病院では，医師が疾患を「診断」して，看護師を含めてすべての医療従事者が「治療・ケア」にあたります。カルテ上も，医師が診断したことになっていますので，看護師が病気を診断していることにはなっていないはずです。はて，これはなぜでしょうか？

　当たり前です！
　看護師に疾患の診断なんてできないです！

　そうですよね。そう思いますよね。さて，「病気の診断」というのは医師の特権だという確たる根拠はありません。たとえば，病棟で便秘の患者さんがいたとしましょう。普段自宅で酸化マグネシウム（マグミット®）を服用していますが，病院に持ってこなかった。そのせいで便秘になった。ふむふむ，よく見かけるケースですよね。このとき，主治医には便秘の診断をあおぐというよりも，患者さんが便秘で薬を希望していると伝える方が現実的です。あれ？　じゃあ，この便秘の診断はナースが行ってもよいのでしょうか？

2

1. 診断は医師の特権？　看護師だって診断学を勉強したい！

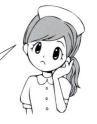

そんな細かいことまで
イチイチ診断って呼ぶのもヘンです！

　そんな声も出てくるかもしれません。たしかに，軽い便秘を診断することは，私たち医療従事者が使っている「診断」という用語からはかけ離れたものです。しかし，あまねく疾患は診断に基づいて治療が行われるべきであり，便秘の診断も立派な診断なのです！

　私の個人的な意見では，**診断・治療の分野では医師の業務と看護師の業務はオーバーラップしています**。元気な患者さんが便秘ですよ，というのは看護師の診断業務でもまったく差し支えはありません。イレウスが隠れているかもしれないから医師が診察すべきだ，というのは正論ですが，すべての徴候に対して医師がつぶさに診察している病院が一体どれほど存在するでしょうか？

　医師法17条は「医師でなければ，医業をなしてはならない」と規定しています。診断，手術，処方といった医行為は，医師がおこなわなければ患者さんに健康危害を与える可能性があり，たとえ医師の具体的指示があったとしても看護師がこれをおこなうことは許されないというのが決まりです。

　一方，保健師助産師看護師法37条は，医師の指示があれば，看護師が診療器械の使用，医薬品の授与その他の医行為をおこなうことを容認しています。また，「療養上の世話」と「診療の補助」というのが本来の看護師の職務ですが，この「診療の補助」に軽微な「診断」というのが含まれているのが現状でしょう。いずれにしても，医師と看護師の業務とは現実的にオーバーラップしているのです（図1-1）。法的なハナシを長々とするとこの本が面白くなくなってしまうので，ここらあたりでやめておきましょう。

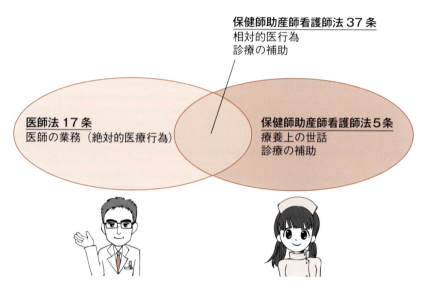

図 1-1　医師の業務と看護師の業務

　本書で紹介する疾患を看護師がバシバシ診断していくことは，法的にマズイ部分があるのは事実です．だからといって看護師が診断学をまったく学ばなくてよいかというと，そんなことはありません．

特定看護師

　看護師には，近い将来**特定看護師**（仮称）という資格が登場する見込みです．特定看護師は，今までは「診療の補助」として認められなかった特定の医行為を，医師の指示を受けて「診療の補助」として実施することができる資格です．これによって，たとえば在宅医療の推進に向けて医行為ができる人材をたくさん創出することができます．

1. 診断は医師の特権？ 看護師だって診断学を勉強したい！

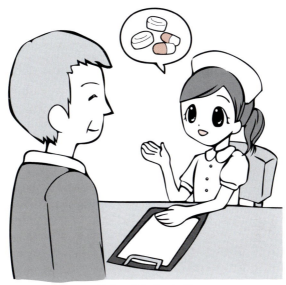

特定の医行為が可能

　特定看護師は，従来の看護師よりも扱う知識や技術が多くなります。つまり，勉強する範囲も広くなります。だからといって，本書は特定看護師を目指そうという人を対象にしたものではありません。すべての呼吸器疾患に携わる看護師に読んでもらいたいと思っています。

　みなさんは，「**診断**」という言葉を耳にすると看護診断がまず頭に思い浮かぶかもしれません。この本でお話しする診断という言葉は，疾患診断のことを指します。つまり，病棟で医師が「これは○○病にちがいない！」とやっている，アレです。私は，看護師も疾患診断の知識をもつべきだと思っています。医師看護師間の連携が非常にスムーズになるからです。

胸部レントゲン写真が少し読影できる看護師

　あるとき，自然気胸の患者さんが入院してきました。明らかに右肺が虚脱しており，こりゃ胸腔ドレナージを挿入しないといけない。そんなことを考えながら胸部レントゲン写真を見ていたとき，横から看護師の同僚が

1章 ナースの疾患診断学

こう言いました。

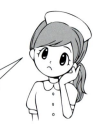

あれ，この人反対側も気胸がありますよね

　そんなまさか……と思って反対側を見てみると，確かにごくわずかに反対側の左肺が虚脱しているではありませんか。これは，胸部レントゲン写真をある程度読影できないと指摘できないことです。右胸腔ドレナージは必要ですが，両側気胸を発症しているとなると，将来手術も想定しないといけないかもしれない……。少し治療の視野を広くみなければなりません。
　別にそういったことを指摘できる看護師がカッコイイとかそういうことを言いたいわけではありません。ただ，ある程度病態生理や診断学を知っているのと知らないのとでは，絶対に知っているほうがいい！　ベテランドクターからは「看護師はミニドクターにならなくていいんだ！」なんて反論が出ることもありますが，私はそうは思いません。たとえ特定看護師や認定看護師を目指さない人でも，カンタンな呼吸器疾患の診断や治療について知っておくことで，日常臨床でわからない疑問も氷解することが確実に増えます。
　本書は，極限にまで難しい部分をこそぎ落としてわかりやすく記載した，看護師のための呼吸器診断学の本です。途中で挫折しないよう，楽しんで読めるように書いてみました。

  Point
- 診断学は医師の特権ではなく，あまねく医療従事者もある程度知っておくべきである

2. 診断基準は絶対？

浮気の診断基準

さて，これから紹介する疾患の多くに「**診断基準**」というものが存在します。この診断基準というのは誰が作ったかご存知ですか？　え，神様？　いやいや，そんなまさか。

実は，疾患の診断基準の多くは学会や研究班といった専門家集団が作ったものです。当然ながら，その多くが医師です。もっと小さなコミュニティ，ある大学の研究グループや教授が提唱した診断基準だってあります。要は，世の中の診断基準というのはエライ人が作ったものです。たとえば，あるエライ人がこういう診断基準（**表 1-1**）を作ったとしましょう。

表 1-1　浮気の診断基準（注意！　これは架空の診断基準です）

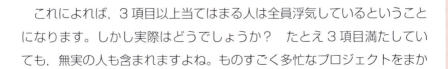

1. 最近スマホを暗証番号でロックし始めた
2. 帰宅時間がやたら遅い
3. メールやLINEの返信率が以前より低くなった
4. 外食が多くなった
5. 手帳などに謎のイニシャルや記号がある
6. 相手からどこにいるか確認するようなメールや電話がある

上記6項目中3項目以上で「浮気あり」と診断

これによれば，3項目以上当てはまる人は全員浮気しているということになります。しかし実際はどうでしょうか？　たとえ3項目満たしていても，無実の人も含まれますよね。ものすごく多忙なプロジェクトをまか

1章 ナースの疾患診断学

されたサラリーマンの場合，帰宅時間が遅くなってメールの返信が少なくなって外食が多くなるかもしれません。そんなときに「あなた，この"浮気の診断基準"を満たしているわよ！ 浮気決定！」などと言えば，関係悪化は必至です。

　たとえが悪かったかもしれませんが，何が言いたいかというと，**診断基準は絶対ではない**ということ！　どれだけ権威のあるエライ人が診断基準を策定したとしても，必ず診断の取りこぼしや過剰診断は存在します。100％正しく診断できる診断基準など存在しません。

Point
- 診断基準は絶対的なものではなく，疾患を100％正しく診断できる基準は存在しない

8

2. 診断基準は絶対？　浮気の診断基準

■コラム：世界一カンタンな感度・特異度のハナシ

　診断学において，感度と特異度の話は切っても切れない関係なのですが，これがまた非常に難しい。みなさんも統計学の講義なんかでこういう話をされた記憶があるかもしれませんが，覚えていますか？　実は，理系だから理解していそうな病棟の医師も，感度と特異度の話となると苦手な人が多いのです，安心して下さい。病棟で「先生，感度と特異度ってどう違うんですか？」と聞いてみてください。ゴニョゴニョ言いながら去っていく医師もいるはずです。

　診断基準には時に「感度90％，特異度80％で診断可能」などという注釈が書かれていることがあります。これは何を意味しているかというと，その診断基準の診断の精度を表しているのです。もちろんこれらの数字は高けりゃ高いほどいい。そして同時に，100％の診断が可能な絶対的な基準ではないですよ，とも言っているのです。覚えておくのは以下のポイントだけでよいでしょう。

・感度：高いほど診断の除外に有効
・特異度：高いほど診断の確定に有効

　感度が高いというのは，言い換えると，陽性になりやすい検査でもし陰性になったら本当に病気がないということです。**除外診断に使える**ということですね。たとえば，インフルエンザの診断では，熱や倦怠感，といった項目はとても感度が高いです。インフルエンザでは，まず間違いなく熱や倦怠感が出ます。言いかえると，そういう症状がなければ，インフルエンザではないということです。これが感度が高いということです。

　特異度が高いということは，その項目が陽性ならば，間違いなくその病気であることを意味します。**確定診断に使える**ということですね。インフルエンザの診断において，鼻から抗原検査を行ったときに陽性になれば，インフルエンザの可能性がきわめて高いと言えます。これはインフルエンザの迅速キットの特異度が高いからです。最近スマホを暗証番号でロックし始めたとか，外食が多くなったとか，そういうアヤシイ行動は，特異度が高いと思って設定している診断基準なのです。陽性になったらアヤシイ，これが特異度が高いということです。

　あらゆる診断基準は当然ながら感度も特異度も高いことが望ましいです。しかし，どちらも100％という診断基準はなく，必ず少数の取りこぼし症例や過剰診断例が存在します。

　大事なのは，「**診断基準を満たしたからといって絶対にその診断が正しいとは限らないこと，診断基準を満たさないからといって絶対にその疾患でないとは限らないこと**」を知っておくことです。

3. 胸部画像検査

左右対称の鉄則！

　「えっ，胸部画像の読影なんて無理ですよ！」という声が聞こえてきそうですね。何をおっしゃいますか，胸部レントゲン写真や胸部 CT 写真の読影を看護師がしちゃいけないなんてルールはありませんよ。これを機に基本的な胸部画像読影ポイントをおさえておきましょう。

　まず始めに**胸部レントゲン写真の正常**を知っておく必要があります。分厚い教科書を開くと，「撮影条件」だの「透過性」だの，なんだか難しい専門用語がズラリと並んでいますが，そんなもの覚えなくてもよろしい。筆者の胸部レントゲン写真を提示します（**図 1-2**）。健康診断で撮影したもので，たぶん，正常です。

　正常の胸部レントゲン写真で重要なのは，正常な構造物を知っておくことです。まず，左右に黒い肺が 2 つ並んでいますよね，**向かって左側が右肺，右側が左肺**ですよ。左右は間違えないでくださいね。ど真ん中にデン！　と丸い物体がありますが，これは心臓です。肺動脈と書いてあるところ，ここが肺門と呼ばれる場所です。患者さんから「なんか白いカゲがあるのですがコレは異常ですか？」とよく指を差される部位がココ。この白いカゲは血管です。肺動脈は肺の中を縦横無尽に走行するので，白い線状影として見えるのです。基本的に正常の胸部レントゲン写真は**左右対称**だと覚えてください。**左右対称の鉄則**で読影していけば問題ありません。

3. 胸部画像検査　左右対称の鉄則！

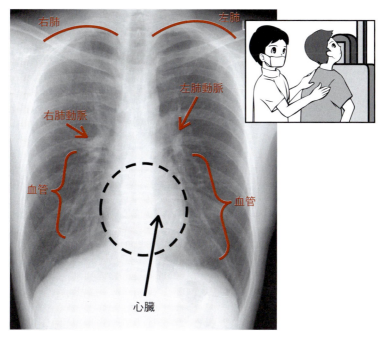

図 1-2　正常な胸部レントゲン写真

　正常な胸部レントゲン写真を見たあとに，次ページの**写真（図 1-3）**を見てみましょう。左側の写真は正常ですが，右側の写真には異常があります。**左右対称の鉄則**にしたがって読影してみると，向かって右側，つまり左肺になんだか白いモヤモヤとした陰影がありますよね。そう，ココが異常なのです！　これは市中肺炎です。「肺炎か肺がんか胸部レントゲン写真でどうやって見分けるんですか？」とよく聞かれますが，そんなの名医にもわかりません。胸部レントゲン写真で肺炎のように見えても，フタを開けてみたら肺がんだったこともありますし，その逆も然り。胸部画像検査でわかるのは，あくまでそこに異常があるかどうかということ。

1章 ナースの疾患診断学

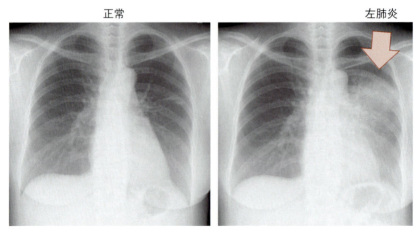

図1-3 肺炎非発症時（左），肺炎発症時（右）

次の**写真**（**図1-4**）を見てみましょう。左右対称の鉄則に従ってまじまじと見てください。ふむふむ，向かって左側，右肺がなんだかヘンですね。これは気胸の代表的な胸部画像所見で，肺がしぼんでいるところを観察しているのです。気胸の場合，すぐに異常があるとわからないのですが，

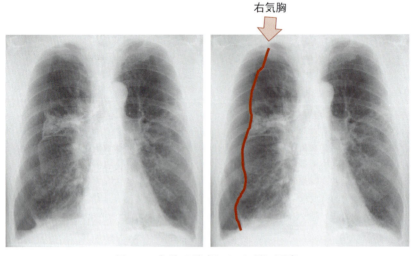

図1-4 気胸の胸部レントゲン写真

3. 胸部画像検査 左右対称の鉄則！

よくよく見るとしぼんだ肺の辺縁が線になって見えます。気胸については**206 ページ**に詳しく書いたので参照してください。

　さて，胸部レントゲン写真は左右対称の鉄則で少し読影できるようになりました。胸部レントゲン写真が読影できるようになったら，胸部 CT 写真も同じように読影できます。これも**左右対称の鉄則！**　胸部 CT 写真は肺を輪切りにしていくので，読影する枚数が多い。また，条件を変えて読影することもあります。たとえば，次ページの**写真（図 1-5）**をご覧ください。これは私の胸部 CT 写真です。条件を変えて読影，というのは，**肺野条件**と**縦隔条件**のことを意味します。実はこの 2 枚，まったく同じ部位の写真なのです。機械の設定をポチポチッといじると，このように条件を変えた画像を表示できるのです。スマホについている画像編集機能のようなものだと思ってください。肺野条件というのは，肺が見やすい設定のことで，縦隔条件というのは，骨や縦隔が見やすい設定のことです。縦隔というのは，肺と肺の間にある血管とか色々な構造物のことです。このようにオセロのような表裏一体の画像を肺の上から下までザーッと連続して読影していくので，胸部レントゲン写真よりも読影は少し時間がかかります。

　とはいえ，基本的に胸部 CT 写真の読影は**肺野条件のほうが主体**です。この本に登場するほとんどの疾患も肺野条件の読影で診断のあたりをつけていきます。

　左右対称の鉄則で次ページの**写真（図 1-6）**を読影してみましょう。明らかに丸いカゲが向かって右側，左肺にありますね。大動脈の陰影も左右対称ではないのですが，大きな血管や心臓はやや左寄りにありますので，厳密には左右対称ではないのです。さて，太い矢印の丸い陰影，実は肺がんです。この症例では比較的見やすいところにがんがあるので，胸部レントゲン写真で見逃すことはありません。しかし，小さな陰影やぼやけた陰影は胸部レントゲン写真で正常と誤認されることがあるため，怪しいときは胸部 CT 検査を実施することが望ましい。

13

1章 ナースの疾患診断学

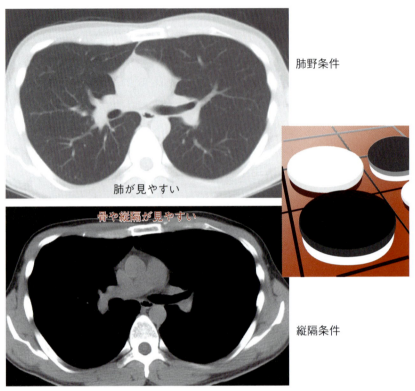

肺野条件

肺が見やすい

骨や縦隔が見やすい

縦隔条件

図 1-5　正常の胸部 CT 写真の肺野条件と縦隔条件

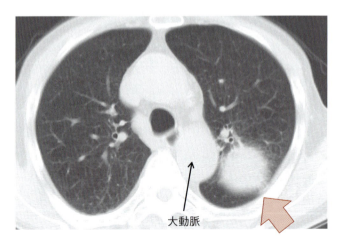

大動脈

図 1-6　左肺がんの胸部 CT 写真

14

どうでしょう，胸部レントゲン写真と胸部 CT 写真の読影，少し自信がついたでしょうか。別に専門医のようにバリバリ読影できなくてもよいのです。「**左右対称の鉄則に基づいてだいたいココが異常かな**」程度で十分！
 それがわかるかわからないかで，呼吸器疾患の理解に大きな差が出ます。

Point

- 胸部レントゲン写真と胸部 CT 写真の読影は左右対称の鉄則に基づいて行う
- 胸部 CT 写真は胸部レントゲン写真よりも読影が煩雑である

2章 感染症

1. 市中肺炎（CAP）
   　　── 一番多い呼吸器疾患
   　コラム：肺炎，肺炎と言うけれど
2. 非定型肺炎
   　　── 型にはまらないアウトローな肺炎
3. 医療・介護関連肺炎（NHCAP）
   　　── これから増えてくる高齢者
4. 院内肺炎（HAP）
   　　── 病院にいるのになぜ肺炎に？
5. 人工呼吸器関連肺炎（VAP）
   　　── 看護の腕のみせどころ
6. 肺アスペルギルス症
   　　── 呼吸器科でカビと言えばこれ
7. 肺結核
   　　── 病棟で結核患者さんが出たら？
8. 非結核性抗酸菌症（NTM症）
   　　── 中高年女性＋るいそう＋血痰

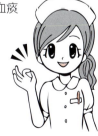

2章 感染症

1. 市中肺炎（CAP）

一番多い呼吸器疾患

市中肺炎（CAP）とは

　CAP。帽子のことではありません。**市中肺炎（Community-acquired pneumonia）**のことを略してCAPと呼びます。世の中なんでもかんでも略語なんです。CAPはおそらく呼吸器内科で遭遇する疾患の中で最も多いんじゃないでしょうか。そのため，いの一番に知っておかなければならない呼吸器疾患はCAPなのです。多くの医師は市中肺炎ではなくCAP（キャップ）と呼んでいるので，明日から病棟であなたもキャップと読んでみて下さい。

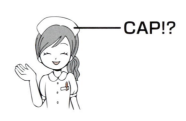

　さて，一般的に肺炎という言葉はCAPのことを指すのですが，医学用語としてはなぜ"**市中**"という言葉を使っているのかという点がミソになります。"市中"というのは，世間一般，ちまた，という意味です。別にあなたが"市"ではなく"郡"に住んでいても，市中と呼びます。時代劇なんかで出てくる「市中引き回し」というのは，死刑囚を馬に乗せて刑場まで公開で連行していくもので，これは世間一般の人に死刑囚をさらし者

1. 市中肺炎（CAP）—一番多い呼吸器疾患

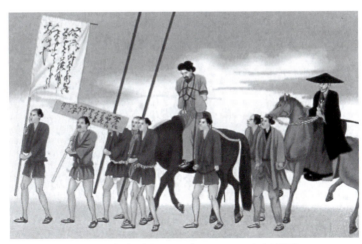

図 2-1　市中引き回し（Wikipedia より引用）

にするという意味があります（図 2-1）。

　近所のオジサンもお姉さんも，市中に住む誰もがかかる可能性がある肺炎のことを CAP と呼ぶわけです．一方，ホームや施設入所中の患者さんが発症した肺炎のことを日本では**医療・介護関連肺炎（Nursing and healthcare associated pneumonia：NHCAP）**と呼んでいます．また，病院の中で他の患者さんや環境から感染して発症した肺炎のことを**院内肺炎（Hospital-acquired pneumonia：HAP）**と呼んでいます．つまり，CAP → NHCAP → HAP の順に医療機関に濃厚に接触していることになります．アルファベットにするとなんだかややこしいですが，要は "**肺炎を発症する状況によって肺炎の名前が変わる**" ということです．それぞれ，想定する微生物の名前が違います（図 2-2）．ちなみに，HAP の中には**人工呼吸器関連肺炎（Ventilator-associated pneumonia：VAP）**も含まれています．うーむアルファベットばかりでヤヤコシイ．たとえるなら，バラエティに出ている手越祐也さんが，グループで出ているときは NEWS，コンビで出ているときはテゴマスと呼ばれるのと同じような現象です．EXILE の NAOTO が，三代目 J Soul Brothers として

2章 感染症

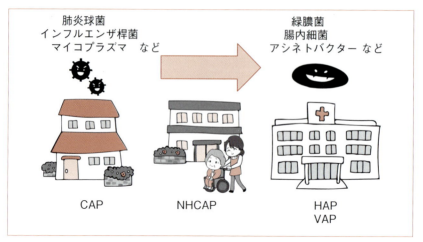

図 2-2 肺炎の種類：CAP・NHCAP・HAP・VAP

出ているときはリーダーになるような。いや，芸能界に限った話じゃないんですけど。

　NHCAP，HAP，VAP も大事ですが，まずは王道，ザ・肺炎の CAP を抑えておきましょう！

  Point
- 肺炎は発症する状況で名前が CAP → NHCAP → HAP・VAP と変わるが，頻度は CAP が最も多い

市中肺炎（CAP）の診断

　CAP というのは，私たちのような特に免疫状態に問題のない人が，肺炎にかかることを指します．具体的には，NHCAP や HAP に当てはまらない肺炎のことを指します（**表 2-1**）．なんだ，結局最初から NHCAP も HAP も勉強しなければならないのか．どれどれ，この**表**をみると，どうやら複雑な患者背景がない患者さんに発症した肺炎のことを CAP と呼ん

1. 市中肺炎（CAP）—一番多い呼吸器疾患

でよさそうですね。

表 2-1　肺炎の種類

タイプ	定　義
CAP	NHCAP, HAP, VAP に当てはまらない肺炎
NHCAP	以下の状況で発生した肺炎 1. 精神病床，療養病床，介護施設に入所している 2. 90 日以内に病院を退院した 3. 介護を必要とする高齢者，身障者（パフォーマンスステータス 3 以上を目安に） 4. 通院にて継続的に血管内治療（透析，抗菌薬，化学療法，免疫抑制薬など）を受けている
HAP	入院後 48 時間を超えて発症した肺炎で VAP の定義に入らないもの
VAP	気管挿管・人工呼吸器開始後 48 時間以降に新たに発生した肺炎

※筆者は NHCAP ではなく HCAP（Healthcare-associated pneumonia）という分類を使用しているが，ここでは日本の診療に合わせて HCAP は掲載しない。

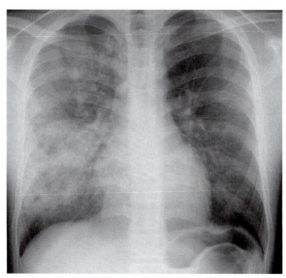

図 2-3　CAP（右細菌性肺炎）

2章 感染症

　誰もがお手軽に診断できる「CAP の診断基準」などというものは残念ながら存在しません！　がーん。典型的には，胸部レントゲン写真で肺炎らしい陰影があって，発熱・白血球上昇などの所見がある。そういったことで総合的に診断されます。

　図 2-3 に提示しているのは，発熱・喀痰・咳嗽がひどいので受診したところ，胸部レントゲン写真で右肺（むかって左側）に白い陰影があったという 20 歳男性です。白血球も CRP もグンと上昇していました。これぞ，典型的な CAP です。ザ・CAP。

Point
- CAP とは複雑な患者背景を有さない肺炎のことである
- CAP には診断基準はなく，総合診断である

結核と肺がんを見逃さない

　しかし，CAP だと思っていたら CAP じゃなかった，逆に CAP だと思っていなかったのに CAP だった，という天邪鬼なケースにも時折遭遇します。本田圭佑だと思っていたらじゅんいちダビッドソンだった。じゅんいちダビッドソンだと思っていたら本田圭佑だった。おすぎだと思っていたらピー……え，もういい？　とにもかくにも CAP の世界ではそういう事象が起こり得ます。

　肺にカゲがあって発熱しているからといって，全部が全部 CAP というわけではありません。私が CAP と診断する前に気をつけていることは，**結核を除外すること！　肺がんを見逃さないこと！**　の 2 点です。いや，これ以外にも見逃してはいけない疾患は山ほどあるんですが，この 2 疾患の除外が非常に大事なのです。その昔，胸部レントゲン写真の読影の際に教えられた格言があります。

1. 市中肺炎（CAP） 一番多い呼吸器疾患

肺にカゲを見たら，結核と肺がんを見逃すな！

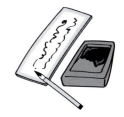

　五七五にもなってないし，韻もまったく踏んでいませんが，まぁ呼吸器内科の世界にはそういう格言があるわけですよ。「こりゃあ典型的な CAP ですね，抗菌薬で治りますよ！」と言いながら点滴を処方していると，細菌検査室から連絡が。「喀痰から結核菌のような抗酸菌が検出されています！」。……なにっ！　そりゃあ，危なかった，CAP じゃなくて結核だったのか。やれやれ，喀痰検査をしておいてよかったぜ。……では終わりません。患者さんに結核病棟へ入院していただく手配をしなければなりません。また，保健所への届け出も必要です。結核は，診断されたらされたで色々と大変なのです。患者さんも長期間の隔離を余儀なくされますから，生活が一変します。そのため，結核だけは見逃さないように，私はいつも注意しています[1]。

　あるいは，CAP 治療をしていたらカゲがどんどん大きくなって……。あれれ，こりゃあ CAP じゃないぞ，肺がんだ！　というケースもあります。CAP の治療自体がせいぜい 1 週間程度で終わるので，CAP の治療をしていて肺がんが悪化して手遅れになった，なんてケースはありません。しかし，あらゆる呼吸器疾患で，肺がんは必ず鑑別疾患の上位にランクインする疾患です。ただ，CAP の治療開始前に肺がんを除外することは困難を極めるため，まずは CAP として治療を開始せざるを得ないのが現状です。私は頭のどこかに「治療が効きにくい場合，肺がんかもしれない」という思いをもちながら診療しています[2, 3]。

　結核は喀痰検査を繰り返すこと，肺がんは胸部 CT で腫瘍みたいな形をしていないかどうか早目にアタリをつけることが重要です。

2章 感染症

Point
- CAP を見たら結核と肺がんを見逃さないよう注意する

市中肺炎（CAP）の治療

さて，CAP と診断がつきました。どうしましょう。

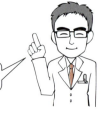

じゃあカゼ薬出しておきますね！

　あかーん！　そんなんじゃダメです。CAP と診断したのであれば，しかるべき抗菌薬を処方しないと治りません。もちろん，自然治癒することもあるんでしょうけど，患者さんの免疫力に賭けてみるのは医療人としてはいただけません。CAP と診断した場合，外来で治療が可能であれば内服抗菌薬，入院が必要であれば点滴抗菌薬が処方されます。

　抗菌薬の種類は，CAP の場合は主に β ラクタム系抗菌薬というものを使います。非定型肺炎（次項）を疑っている場合，マクロライド系抗菌薬を併用することもあります。しかしこの本で細かい薬剤名や理論を話し出すとかなりつまらなくなってしまうので，各論を知りたい方は本棚の隅に眠っている分厚い呼吸器学か感染症学の教科書を参照してください。個人的には CAP の場合，外来ではサワシリン®・オーグメンチン®，入院ではユナシン S®，ロセフィン®を処方することが多いです。

　治療期間はだいたい 7 日間くらい。短くてもよいとする報告もありますし，菌によっては 2 週間以上投与が必要なこともありますが，これを読んでいる方々は基本的に「**CAP の治療期間は 1 週間**」と覚えてしまってよいでしょう。

24

1. 市中肺炎（CAP） 一番多い呼吸器疾患

Point
- CAPの治療は主にβラクタム系抗菌薬である
- CAPの治療期間はおよそ1週間である

2章 感染症

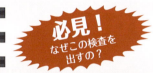

必見！
なぜこの検査を
出すの？

CRP

　呼吸器病棟に勤務していると，血液検査でCRPという項目がよく提出されているのをご存知でしょう。多くの方が，これが炎症の指標になっていることを知っているはずです。CRPは，だいたい1mg/dLを超えておれば高め，0mg/dLに近ければ大丈夫とされています。

　CRPは，C-リアクティブ・プロテインの略で，炎症や組織細胞の破壊が起こると血清中に増加するタンパク質です。肺炎球菌がもっているC多糖体に反応するため，C反応性タンパクと名づけられたそうです。まぁ，そんな由来はどうでもよろしい。

　呼吸器内科医がこのCRPを提出するのは，細菌性肺炎を疑ったときです。とはいえ，病院によってはルーチンの検査にCRPが組み込まれていることもあって，あまり何も考えずに提出されていることも多いでしょう。細菌性肺炎の場合，このCRPは10〜20mg/dLくらいになるのはよくあることです。ウイルス感染症の場合には通常ここまでは上がらないとされています。CRPが高いことがイコール細菌性肺炎を意味しているわけではありませんが，炎症の指標として肺炎の治療経過にもこの数字が用いられています。これに異を唱える研究グループもありますが，個人的にはCRPは患者さんの治療経過説明のときに使いやすいため，細菌性肺炎の患者さんではルーチンに採取しています。

25

コラム：肺炎，肺炎と言うけれど

「肺炎」と聞くと，とりあえず肺に炎症が起こっていると思っている方が多いと思います。その通りで間違いないのですが，呼吸器科では間質性肺炎で使う「肺炎」と，細菌性肺炎で使う「肺炎」には大きな違いがあります。

間質性肺炎は，ぶどうの房にたとえられる肺胞のまさにぶどうの皮の部分に炎症が起こります。硬くなったぶどうの皮はカチンコチンになってしまい，膨らみにくくなります。そのため，膨らむときにファインクラックル（fine crackles）というパチパチとした音が聴取されます。

細菌性肺炎は，ぶどうの房の内側に肺炎が起こったものです。ぶどうの中は気道が交通しているので，異物を除去するぞ！　と体が反応して気道分泌物をたくさん出します。そのため，水っぽくなった肺胞からはボコボコという音が聴取されます。これをコースクラックル（coarse crackles）と呼びます。

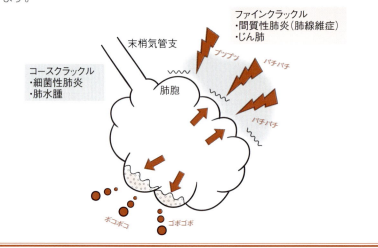

参考文献

1) Jolobe OM. Pulmonary tuberculosis in the differential diagnosis of community-acquired pneumonia. Eur Respir J. 2012 Jul; 40(1): 279.
2) Dhandapani S, et al. Pulmonary tuberculosis masking lung cancer -A case report. Respir Med Case Rep. 2015 Jun 12; 16: 35-37.
3) Hammen I. Tuberculosis mimicking lung cancer. Respir Med Case Rep. 2015 Jul 10; 16: 45-47.

2. 非定型肺炎

型にはまらないアウトローな肺炎

非定型肺炎とは

　定型とは「一定の型にはまった」という意味です。

　合コンに行ったら相手はいかにも誠実そうなサラリーマン。「趣味は？」と聞くと，「読書と映画です」。一方，別の合コンでは，相手はサングラスをかけた金髪モヒカンのお兄さん。「趣味は？」と聞くと「世界の平和だぜ，ロッキュー！　ヒーハー！」。さて，どちらが定型でどちらが非定型でしょうか（**図2-4**）。そう，もちろんモヒカンのお兄さんが非定型です！　真面目なサラリーマンのほうが逆に非定型だよとおっしゃる方もいるかもしれませんが。

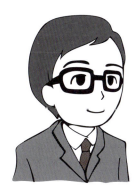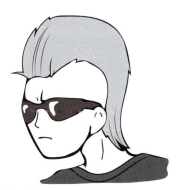

図2-4　定型と非定型

　……話が脱線しましたが，要は普通ではない肺炎のことを非定型肺炎と

2章 感染症

呼びます。具体的には，マイコプラズマ，レジオネラ，クラミドフィラなどが原因微生物です。カタカナばかりで，なんかパンク調で怪しそうですよね。これぞ，非定型。

非定型肺炎にも診断基準はありません。しかし，定義に一定のコンセンサスがあります。それは，**βラクタム系抗菌薬の効果がみられない結核以外の肺炎**だということです。つまり，典型的な普通の市中肺炎（CAP）だと思って治療にあたっていても，βラクタム系抗菌薬が効かないぞという場合，非定型肺炎と呼ぶのがならわしです。なぜなら，マイコプラズマ，レジオネラ，クラミドフィラなどはβラクタム系抗菌薬がてんで効かない微生物だからです。

ここでCAPと非定型肺炎の用語の関係について見てみましょう。CAPというのは，肺炎を発症した場所で定義されていますよね。前項でも記載

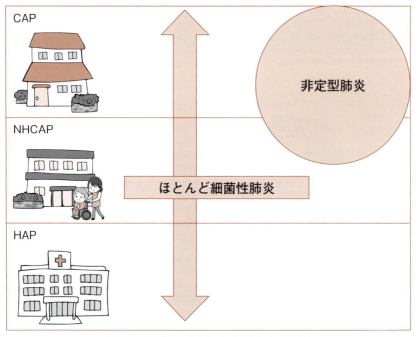

図2-5　細菌性肺炎と非定型肺炎の関係

したように，市中，すなわち，ちまたで発症した肺炎のことです。しかし，非定型肺炎というのは，肺炎の原因によって定義されています。βラクタム系抗菌薬が効かない微生物による肺炎のことです。そのため，CAPかつ非定型肺炎という状態，つまりマイコプラズマによるCAPなんてのもありえます。一方，βラクタム系抗菌薬が効くCAPのことを，非定型肺炎と対を成して**細菌性肺炎**と呼ぶのが一般的です。

マイコプラズマやレジオネラが院内肺炎（HAP）を起こすことはほぼないので，非定型肺炎を疑う場面は主にCAPと診断したときです（医療・介護関連肺炎 [NHCAP] でも想定することがある）（**図2-5**）。

Point

- 非定型肺炎はβラクタム系抗菌薬が効かない
- 非定型肺炎の多くは市中で遭遇する

非定型肺炎の診断

マイコプラズマ，レジオネラ，クラミドフィラ。この3つの微生物が非定型肺炎のトップ3と言われています。マイコプラズマは誰しもが耳にしたことがある微生物ですよね。しかし，これらの非定型肺炎の原因微生物に対して一般的なβラクタム系抗菌薬が効かないという事実は，あまり医療従事者の間でも知られていません。なので，この本でちょっぴり勉強してみてください。

さて，通常の抗菌薬が効かない非定型肺炎の診断はどうやってつけるのでしょうか。

> βラクタム系抗菌薬を処方してみて，効かなかったら非定型肺炎でよいのでは？

2章 感染症

　非定型肺炎の定義がβラクタム系抗菌薬が効かないという定義ですから，そういう意見も出てくるかもしれません。しかし，その無効と判断するまでの間，患者さんにとっては拷問ですよね。「ゴホッ，ゴホッ！　早く非定型肺炎の治療をしてください……！」なんて言われてしまうかも。さて困りました。治療開始前に非定型肺炎と診断する方法はないのでしょうか。

　最近，マイコプラズマ感染の診断に LAMP 法という診断法が用いられています。これは新しい遺伝子増幅法で咽頭ぬぐい液や喀痰を用いて短期間で診断できます。血液検査で抗体価を測定する方法が診断法として用いられていることもありますが，信頼性に乏しいとする専門家は多く，将来的にはあまり血液検査で診断されなくなるかもしれません。一方，レジオネラ感染の診断には LAMP 法は使われず，尿中抗原で診断されることが多いです。非定型肺炎の原因微生物といえど，診断方法は多種多様。

　しかし，検査は全知全能の神ではありません。陽性でも実はマイコプラズマじゃなかった，陰性でもレジオネラは否定できない，なんてことは往々にしてあるわけです。誠実なサラリーマンだと思っていたら実は浮気性だった，チャラチャラしていると思ったら実は誠実だった，なんてハナシはよく耳にします。また，町のクリニックでは簡単にこういった検査はできません。

　じゃあせめて，それ以外の方法で非定型肺炎らしいかどうか知る方法はないの？　はい，実は細菌性肺炎と非定型肺炎を鑑別する方法があります（**表 2-2**）。簡単に言えば，**健康な若年者の咳がしつこい CAP を見たら非定型肺炎だ**ということです。

　感度，特異度が出てきましたね。何それ？　と思った方は，**9 ページへGO！**　この表の 6 項目のうち 4 項目以上合致すれば，9 割がた非定型肺炎でよいということになります。特異度 93％ですからね。

　実際に呼吸器内科では，全例に LAMP 法を実施しているわけではなく，問診や検査所見だけで非定型肺炎らしいかどうか判断し，非定型肺炎の治

30

2. 非定型肺炎　型にはまらないアウトローな肺炎

表 2-2　細菌性肺炎と非定型肺炎の鑑別

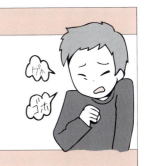

鑑別に用いる項目
1. 年齢 60 歳未満 2. 基礎疾患がない，あるいは軽微 3. 頑固な咳がある 4. 胸部聴診上所見が乏しい 5. 痰がない，あるいは迅速診断法で原因菌が証明されない 6. 末梢血白血球数が 10,000/μL 未満である

鑑別基準	
1〜6 の 6 項目中 4 項目以上合致した場合 　…非定型肺炎疑い 6 項目中 3 項目以下の合致 　…細菌性肺炎疑い	非定型肺炎の感度は 77.9%，特異度は 93.0%
1〜5 の 5 項目中 3 項目以上合致した場合 　…非定型肺炎疑い 5 項目中 2 項目以下の合致 　…細菌性肺炎疑い	非定型肺炎の感度は 83.9%，特異度は 87.0%

※非定型肺炎にはレジオネラ肺炎は含まれていない。　　　（文献 1 より引用改変）

療を加えるかどうか決めていることが多いです。なんでもかんでも非定型肺炎の検査・治療を加えるのは，やりすぎ，過剰医療です。

「細菌性肺炎と非定型肺炎の鑑別」の **表 2-2** を見てみると「レジオネラ肺炎は含まれていない」と書いてますね。これはどういうことでしょう。実は，レジオネラ肺炎は非常に重篤な感染症で，体温は 39℃ 以上，低ナトリウム血症や意識障害を合併し，CRP もかなり高くなることがわかっています[2]。そのため，CAP にしちゃあエライ重症だな……というときは，レジオネラ肺炎を疑うようにしています。マイコプラズマ肺炎やクラミドフィラ肺炎とはケタ違いに重症の肺炎になることが多いです。

31

2章 感染症

- 非定型肺炎の診断法はいろいろあるが，問診や一般検査所見で推定することができる
- 非定型肺炎の中でもレジオネラ肺炎は重症になりやすい

非定型肺炎の治療

　さて，非定型肺炎の治療。「βラクタム系抗菌薬が効かない」と何度も書いてきたので，さすがに一般的な抗菌薬が効かないのはおわかりかと思います。非定型肺炎の治療では**マクロライド系抗菌薬やキノロン系抗菌薬**を主に用います（**表2-3**）。具体的なものとして，クラリスロマイシン（クラリス®），レボフロキサシン（クラビット®）などがあります。クラリス®，クラビット®は有名なので，飲んだことがある人も多いでしょう。

表 2-3　細菌性肺炎と非定型肺炎の治療

細菌性肺炎	非定型肺炎
βラクタム系抗菌薬 　内服：サワシリン®，オーグメンチンRなど 　点滴：ユナシンS®，ロセフィン®など	マクロライド系抗菌薬 　内服：クラリス®，ジスロマック®など 　点滴：ジスロマック®
	キノロン系抗菌薬 　内服：クラビット®，ジェニナック®など 　点滴：クラビット®，シプロキサン®など
	テトラサイクリン系抗菌薬 　内服・点滴：ミノマイシン®

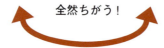

全然ちがう！

2. 非定型肺炎　型にはまらないアウトローな肺炎

　「うちの病院では肺炎に対して頻繁にクラリス®やクラビット®が処方されていますよ」なんて声も聞こえてきそうですね．実は，マクロライド系抗菌薬やキノロン系抗菌薬はしばしば濫用されることがあり，明らかに非定型肺炎でなくともβラクタム系抗菌薬とホイホイ併用されることが多いのです．

　処方する医師の頭の中に「もしこの患者さんが非定型肺炎だったら……」という思いがよぎってしまうと，どれだけ問診や検査で非定型肺炎が否定的だったとしても，2種類の抗菌薬を併用したくなります．一度浮気だと疑ってしまえば，彼がスマホをさわっているとついつい浮気だと思い込んでしまう，そんな心理がはたらくのと似ています．この現象は日本に限らず，世界中を見渡してみても同じです．非定型肺炎の可能性が高そうな場合にのみ，マクロライド系抗菌薬やキノロン系抗菌薬を使用するほうが望ましいとされていますが，現実的にはCAPに対してβラクタム系抗菌薬＋マクロライド系抗菌薬あるいはキノロン系抗菌薬を併用する例のほうが多いのでは……とすら思っています．

Point
- 非定型肺炎の治療は細菌性肺炎とは異なり，マクロライド系抗菌薬やキノロン系抗菌薬が用いられる
- CAPの初期治療として全例抗菌薬を2種類併用する必要はないが，実臨床では併用されていることが多い

プロカルシトニン

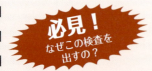
必見！なぜこの検査を出すの？

　細菌性肺炎の患者さんでは，ときにプロカルシトニンという項目が測定されています。聞いたことありますか？　プロカルシトニン。

　プロカルシトニンは，カルシトニンの前駆蛋白として甲状腺のC細胞において生成されるペプチドです。はぁ，そうですか。で，それがなんで感染症と関係あるのでしょうか。実はこのプロカルシトニン，細菌，真菌，寄生虫による感染症にかかると，いろいろな炎症性サイトカインによって誘導され，肺や小腸から血中に分泌されるんです。しかし，ウイルス感染症の場合にはなかなか分泌されない。そのため，細菌感染症かウイルス感染症かよくわからないときにこれを用いると，高ければ重症の細菌感染症かな〜？　という感じで臨床に役立つ検査なのです。

　とはいえ，ウイルス感染症で肺炎を起こして……というケースは実は結構まれなので，あまり積極的にプロカルシトニンを測定することは推奨されません。

　プロカルシトニンの正常値は 0.05ng/mL 未満ですが，重症の細菌感染症の場合，これが 2.00ng/mL 以上に跳ね上がることもあります。

参考文献
1) 日本呼吸器学会市中肺炎診療ガイドライン作成委員会編：「呼吸器感染症に関するガイドライン」成人市中肺炎診療ガイドライン，2007.
2) Fiumefreddo R, et al: Clinical predictors for Legionella in patients presenting with community-acquired pneumonia to the emergency department. BMC Pulm Med. 2009 Jan 19; 9: 4.

3. 医療・介護関連肺炎 （NHCAP）

これから増えてくる高齢者

医療・介護関連肺炎（NHCAP）とは

医療・介護関連肺炎なんて長い名前を毎回言うのも面倒くさいので，私は英語の NHCAP（Nursing and healthcare associated pneumonia）から「エヌエイチキャップ」と呼んでいます。「エヌエイチシーエーピー」じゃないです，「エヌエイチキャップ」です。なんで最後だけカッコよくキャップって読むのよ。しかーし，これでも長い。アルファベット5 文字は多い。そんな理由もあってか，実は医療現場ではこの NHCAP という呼び名はあまり定着していません。

昔は NHCAP なんて呼称はありませんでした。市中肺炎（CAP）と院内肺炎（HAP）の2 つでした。キャップとハップ。チップとデール。やすしきよし。2 つというのはとりわけ覚えやすかった。しかし，療養型病床などに長期入所している高齢者の患者さんが増えてきて，CAP なのに HAP っぽい，というよくわからない病態が出てきました。

よし！　じゃあ CAP と HAP のはざまを埋める疾患概念を作ろう！ ということで，生まれたのがこの NHCAP です。アメリカでは**医療ケア関連肺炎（Healthcare-associated pneumonia：HCAP）**という呼び名が一般的で，NHCAP は日本独自の疾患概念です。NHCAP と HCAP の違いを話しだすと，サザエさんの波平さんと海平おじさんの頭の毛の違いくらいややこしいので，この本では日本の意向に従って NHCAP を採用することにします。個人的には HCAP の概念のほうを使っているんで

2章 感染症

すけどね。

　最初 NHCAP という言葉を見たとき，私は NH をナーシングホーム（Nursing Home）の略だと思っていたんですよ。アメリカの高齢者用の施設のことを総称してそう呼ぶのですが，ナーシングホーム CAP でもあながち間違いではないので，そちらで覚えてしまってもいいんじゃないかと思ったり。え？　だめ？

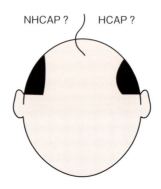

　とにもかくにも，NHCAP は今後増えてきます。2040 年に国内の死亡者がピークを迎えると言われており，私たちの親が NHCAP にかかってしまう可能性も高いでしょう。

Point

- NHCAP は高齢者が増えてくるにつれて頻度が多くなる疾患である
- NHCAP は CAP と HAP の間に存在するような疾患概念である

医療・介護関連肺炎（NHCAP）の診断

　次ページに再度表を掲載しましたが，かいつまんで書くと NHCAP とは**長期入所している ADL が低下した高齢者に発症した肺炎**のことです。

3. 医療・介護関連肺炎（NHCAP） これから増えてくる高齢者

定義はかなりややこしいですが，シンプルに考えればよろしい。90日以内に病院を退院していない，高齢者のおじいちゃんはNHCAPに当てはまらないのかというとそういう絶対的な基準ではありません。**表2-4**に記載したのは，主に臨床試験で肺炎について調べる際に厳しく定義した名残のようなものだと思ってください。実臨床では「この患者さんNHCAPっぽいね」くらいの感覚でよいと思います。というのも，NHCAPの治療法はHAPやCAPとかなりオーバーラップしているので，本当にこの疾患概念が必要なのかあやふやなのです。あくまで個人的意見ですが。

表2-4　肺炎の種類（再掲）

タイプ	定　義
CAP	NHCAP，HAP，VAPに当てはまらない肺炎
NHCAP	以下の状況で発生した肺炎 1. 精神病床，療養病床，介護施設に入所している 2. 90日以内に病院を退院した 3. 介護を必要とする高齢者，身障者（パフォーマンスステータス3以上を目安に） 4. 通院にて継続的に血管内治療（透析，抗菌薬，化学療法，免疫抑制薬など）を受けている
HAP	入院後48時間を超えて発症した肺炎でVAPの定義に入らないもの
VAP	気管挿管・人工呼吸器開始後48時間以降に新たに発生した肺炎

※筆者はNHCAPではなくHCAPという分類を使用しているが，ここでは日本の診療に合わせてHCAPは掲載しない。

　NHCAPの定義を見てみると，その多くが誤嚥性肺炎なんじゃないかと思われる方もいるかもしれません。確かに施設入所中の高齢者の肺炎といえば，誤嚥性肺炎がその代名詞に上がるくらいコモンですし，NHCAPの6割くらいは誤嚥性肺炎だとする報告もあります[1]。しかし，NHCAPはあくまで発症した場所によって定義されているもので，そのすべてが嚥下障害による誤嚥性肺炎とは限りません。定義の土台が違うんですね。

　NHCAPを見たとき，私たちは誤嚥の存在を必ず疑う必要があります。

37

2章 感染症

リハビリテーションスタッフのマンパワー不足もあり，全例に嚥下評価を行うのは難しい時代になってきましたが，可能であればNHCAPの患者さんには嚥下評価をおこなうことが望ましいでしょう．

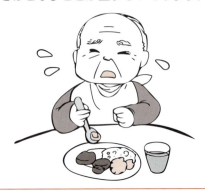

Point
- NHCAPは長期入所しているADLが低下した高齢者に発症した肺炎である
- NHCAPの定義に当てはまらなくとも，臨床的にNHCAPと診断することもある
- NHCAPを見た場合，誤嚥性肺炎の存在を疑う

医療・介護関連肺炎（NHCAP）の治療

　治療法は，CAPや非定型肺炎と同じく抗菌薬です．うん，それはもうわかった．大事なのは，NHCAPの治療は，CAPで推奨されているβラクタム系抗菌薬だけでは力不足の場合があるということです．

　そのため，HAPの治療（43ページ）に準じて治療をおこなわなければならないことがあります．具体的には，HAPの原因菌である緑膿菌などのヤヤコシイ菌と戦える抗菌薬です．βラクタム系抗菌薬の中に，緑膿菌と張り合えるものがいくつかあり，たとえばゾシン®なんかはそれに該当します．効果を発揮する微生物カバーが広く，これを「スペクトラムが広い」と呼んでいます（表2-5）．スペクタクルやスペシウム光線じゃな

3. 医療・介護関連肺炎（NHCAP） これから増えてくる高齢者

いですよ，スペクトラムです。「あたし，男だったら誰でもいいの！」というのはスペクトラムが非常に広い女性だということです。逆に「あたし，年収 1,000 万円以上で風呂やトイレの掃除までやってくれる身長185cm 以上の福士蒼汰似の超イケメンがいいの！」というのはスペクトラムが非常に狭いということです。

表2-5 CAP と HAP に用いる抗菌薬

CAP で使うことが多い抗菌薬	HAP で使うことが多い抗菌薬
細菌性肺炎：ユナシン S®，ロセフィン®など 非定型肺炎：ジスロマック®，クラビット®など	ゾシン®，モダシン®，スルペラゾン®，マキシピーム®，メロペン®，フィニバックス®，チエナム®など
← スペクトラム狭め	スペクトラム広め →

　NHCAP は HAP 寄りの治療で開始しましょう，という流れになっています。表2-5 でいうと，スペクトラム広めのほうですね。当院でもゾシン®なんかはよく使われます。

　しかーし！　NHCAP だからといってとりあえずスペクトラムの広い抗菌薬を点滴すればいいってもんじゃありません。最初から強力な治療を入れたって，対して患者さんの予後がよくなるわけではない，という意見もあります[2]。また，アメリカでは NHCAP は 2016 年の HAP / VAP ガイドラインから姿を消し，スペクトラムを広めにとらなくてもよいとされました[3]。個人的には NHCAP の場合は CAP に準じた治療から開始しています。反応が悪ければ少しスペクトラムを広めてみるという手法（エスカレーション）もよいかもしれません。逆に，スペクトラムが広い抗菌薬で治療を開始した場合でも，喀痰検査などで菌を同定して，しかるべき抗菌薬を投与すること（デ・エスカレーション）が重要です。狙っている菌をちゃんとしぼりましょうね，ということですね。

　そして，前述したように NHCAP では誤嚥性肺炎が多いですから，嚥

39

2章 感染症

下リハビリテーション**も非常に重要です**[4]**。残念ながら嚥下機能の回復が見込めないくらいに弱ってしまった患者さんに対して，積極的な食事は推奨されません。かといって胃瘻をつくりましょう，経鼻胃管を入れましょう，中心静脈カテーテルで点滴しましょう，とカンタンに代替案を提示できるほど高齢者医療は単純に割り切れるものではありません。

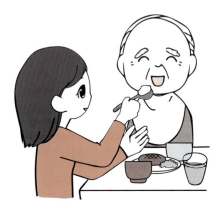

Point
- NHCAP は HAP 寄りの抗菌薬が推奨されているが，CAP の治療から開始する医師も多い
- 誤嚥性肺炎では嚥下リハビリテーションが重要である

参考文献
1) Fukuyama H, et al. A prospective comparison of nursing- and healthcare-associated pneumonia (NHCAP) with community-acquired pneumonia (CAP). J Infect Chemother. 2013 Aug; 19 (4): 719-726.
2) Rothberg MB, et al. Association of guideline-based antimicrobial therapy and outcomes in healthcare-associated pneumonia. J Antimicrob Chemother. 2015 May; 70 (5): 1573-1579.
3) Kalil AC et al. Management of Adults With Hospital-acquired and Ventilator-associated Pneumonia: 2016 Clinical Practice Guidelines by the Infectious Diseases Society of America and the American Thoracic Society. Clin Infect Dis. 2016 Sep 1; 63 (5): e61-e111.
4) Teramoto S, et al. Update on the pathogenesis and management of pneumonia in the elderly-roles of aspiration pneumonia. Respir Investig. 2015 Sep; 53 (5): 178-184.

4. 院内肺炎（HAP）

病院にいるのになぜ肺炎に？

院内肺炎（HAP）の診断

院内肺炎のことをHAP(Hospital-acquired pneumonia)と呼びます。ハップ，ハップって言っているドクターを見かけたことはないですか？　アップアップ慌てているドクターは何度か見たことありますけどね。再度**肺炎の種類の表2-6**を再掲しますが，HAPは入院後48時間を超えてから院内で発症したものを指します。この48時間というのはおおまかな基準で，丸2日以上の潜伏期間を経て発症する細菌性肺炎はないだろうという理論に基づいています。つまり，それは院内で感染した肺炎でしょ，ということです。「うちのおじいちゃん，入院してから47時間57分後に肺炎を起こした！　これって院内で感染したんじゃないんですか！」「いいえ，あと3分足りないので院内肺炎じゃありません」みたいなナンセンスな使い方はしないでくださいね。

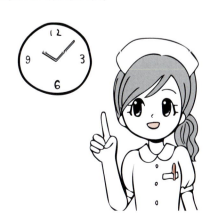

41

2章 感染症

表 2-6　肺炎の種類（再掲）

タイプ	定　義
CAP	NHCAP，HAP，VAP に当てはまらない肺炎
NHCAP	以下の状況で発生した肺炎 1. 精神病床，療養病床，介護施設に入所している 2. 90 日以内に病院を退院した 3. 介護を必要とする高齢者，身障者（パフォーマンスステータス 3 以上を目安に） 4. 通院にて継続的に血管内治療（透析，抗菌薬，化学療法，免疫抑制薬など）を受けている
HAP	入院後 48 時間を超えて発症した肺炎で VAP の定義に入らないもの
VAP	気管挿管・人工呼吸器開始後 48 時間以降に新たに発生した肺炎

※筆者は NHCAP ではなく HCAP という分類を使用しているが，ここでは日本の診療に合わせて HCAP は掲載しない。

　「病気を治すために入院したのに，なぜ病院で肺炎にかかるんじゃ！」とお怒りになる患者さんがいるかもしれません。しかし，残念ながら HAP がなくなることはありません。一定の確率で起こるものである，と言ってしまうと語弊がありますが，HAP はどれだけ注意していても起こってしまいます。それは，入院患者さんは免疫力が落ちているから，そして病院には病原微生物がたくさんいるからです。そりゃそうだ。

　さて，HAP の中でも，人工呼吸器を装着してさらに 48 時間以降に発症した肺炎のことを**人工呼吸器関連肺炎（Ventilator-associated pneumonia：VAP）**と呼びます。バップ，バップと呼んでいます。非侵襲性陽圧換気（Noninvasive positive pressure ventilation：NPPV）も人工呼吸器ですが，一般的に VAP というのは気管挿管されている患者さんに起こったものを指します。NPPV は人工呼吸器ではありますが，ダイレクトに気管に菌を押し込むことはあまりありません。VAP については後述します（☞ **46 ページ**）。

42

4. 院内肺炎（HAP） 病院にいるのになぜ肺炎に？

Point
- HAPは入院後48時間を超えてから院内で発症したものを指す

院内肺炎（HAP）の治療

前述したように，入院後48時間を超えて発症した肺炎でVAPに該当しないものをHAPと呼びます。たとえば典型的な例を出してみましょう。

在宅酸素療法を導入する目的で入院してきた80歳の男性。酸素療法の理解もよいし，1週間くらいゆっくりしてから退院しよう，と思っていたそうです。しかし，退院間際になってゲホッゲホッ！　と咳が出るようになったではありませんか。主治医が診察したところ，38℃の発熱，白血球・CRPも激増！　胸部レントゲン写真（**図2-6**）を撮ってみると，左肺に肺炎が見られるではありませんか。

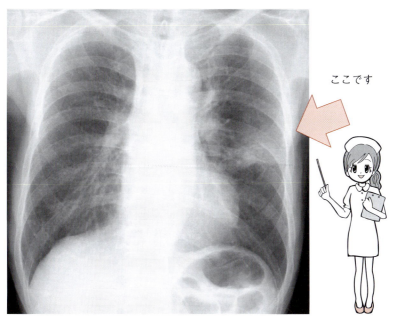

図2-6　左肺炎（向かって右側）

2章 感染症

　これぞHAPです。この患者さんは喀痰から緑膿菌が検出され，緑膿菌によるHAPと診断されました。ゾシン®の点滴を2週間ほど続けたところ，カゲはすっかり消えてなくなりました。

　HAPの場合，CAPとは違って緑膿菌や腸内細菌科など，少し珍しい病原菌による肺炎が多いとされていますので，スペクトラムを少し広めにとって治療してあげることが必要になります[1]。特に，ステロイドを常用している患者さんや，栄養状態があまりよくない患者さん，高齢者などではスペクトラムは広めに設定して治療を開始することが多いです。

　スペクトラムについてはもう一度，**表2-7**で復習しておきましょう。HAPのような医療機関に濃厚接触している状態では，スペクトラムが広めの抗菌薬を使用するのでしたね。

表2-7　CAPとHAPに用いる抗菌薬

CAPで使うことが多い抗菌薬	HAPで使うことが多い抗菌薬
細菌性肺炎：ユナシンS®，ロセフィン®など 非定型肺炎：ジスロマック®，クラビット®など	ゾシン®，モダシン®，スルペラゾン®，マキシピーム®，メロペン®，フィニバックス®，チエナム®など
⬅ スペクトラム狭め	スペクトラム広め ➡

　治療期間はすべての肺炎は基本的に1週間くらいでよいのですが，緑膿菌やMRSAみたいにちょっとややこしいケースでは治療期間を少し延長することもあります。とはいえ，「ちょっとこの患者さん，複雑な基礎疾患あるからとりあえず治療期間延ばしとこか」ということで，漫然と抗菌薬が投与され続けている場合もありますが，それは褒められる使い方ではありません。病院のICTもよく言っていませんか？　「抗菌薬の適正使用を！」過ぎたるは及ばざるがごとし。

44

4. 院内肺炎（HAP） 病院にいるのになぜ肺炎に？

Point
- HAPは緑膿菌などもカバーできるスペクトラムが広めの抗菌薬を使うことが多い
- 菌種によって治療期間を延長することもある

参考文献
1) American Thoracic Society; Infectious Diseases Society of America. Guidelines for the management of adults with hospital-acquired, ventilator-associated, and healthcare-associated pneumonia. Am J Respir Crit Care Med. 2005 Feb 15; 171（4）: 388-416.

2章 感染症

5. 人工呼吸器関連肺炎（VAP）

看護の腕のみせどころ

人工呼吸器関連肺炎（VAP）とは

　さて，肺炎も最後になりました，**人工呼吸器関連肺炎（Ventilator-associated pneumonia：VAP)**。「あたし人工呼吸器なんて普段みないもん！」とおっしゃるそこのあなた。しかし，これから高齢化社会を迎え，もしかしたら人工呼吸器を装着している患者さんの看護が増えるかもしれませんよ。まぁ，ここで言う人工呼吸器というのがどこからどこまでの範囲なのか，というのが重要なんですけどね。

　人工呼吸器というのは，その名の通り，人工的に呼吸を補助する器械のことです。極論を言えば，プールサイドでおぼれて心肺停止になった人に人口呼吸をするライフセーバーも，歩く人工呼吸器と言えるでしょう。はい，これは冗談です。

　さて，私たちが一般的に「人工呼吸器」という言葉を聞いてイメージするのは，挿管されて意識がない状態でシュコーシュコーと器械につながれている，集中治療室の患者さんです。しかし，近年非侵襲性陽圧換気（Noninvasive positive pressure ventilation：NPPV，**図 2-7 左**）が当たり前のように一般病棟でも使われるようになり，さらにハイフロー療法（ネーザルハイフローなど）と呼ばれる鼻から大量の酸素を投与するデバイスまで登場している始末（**図 2-7 右**）。世は酸素療法戦国時代なり。

5. 人工呼吸器関連肺炎（VAP） 看護の腕のみせどころ

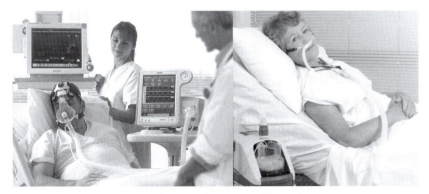

図 2-7　NPPV：V60 ベンチレータ（左），ネーザルハイフロー：フィッシャー＆パイケル ヘルスケア AIRVO2（右）
http://www.philips.co.jp/healthcare/product/HCNOCTN96/respironics-v60-ventilator
https://www.fphcare.jp/products/airvo/

　しかし，VAP というのは厳密にこれらの新しい酸素療法デバイスに続発した肺炎ではなく，イメージ通り気管挿管後に発症した肺炎のことを指します。そのため，"**人工呼吸器**"関連肺炎というよりも，"**気管挿管**"関連肺炎と呼ぶほうがしっくりくるかもしれません。

Point
- 人工呼吸器にはさまざまな製品が登場している
- VAP については集中治療室のケアに携わる医療従事者は知っておくべきである

人工呼吸器関連肺炎（VAP）の診断

　VAP は「**気管挿管・人工呼吸器開始後 48 時間以降に新たに発生した肺炎**」と定義されています。つまり，肺炎が悪化して気管挿管せざるを得なくなった患者さんは VAP とは呼びません。あくまで，気管挿管をしたことや人工呼吸器を装着したことがきっかけで肺炎を起こした患者さんを VAP と呼ぶのです。

47

2章 感染症

VAPのような重症疾患は，ちゃんとした診断基準があるほうが望ましいという意見も多いです。そのため，過去に何人もの研究者たちがいくつもの診断基準を作りました。しかし，同じ患者グループで4つの診断基準に当てはめたら，VAPの頻度にかなりバラつきが出てしまい，コリャだめだという結論になりました[1]。個人的には1972年に提唱されている**ヨハンソンの診断基準（図2-8）**がシンプルで覚えやすいんじゃないかと思っています。アメリカの女優のスカーレット・ヨハンソンとは関係ありませんよ。え？　そんな女優，知らない？

ヨハンソンの診断基準も，診断精度が高いものとは言えず，一部の専門家にとっては「アテにならない」と思われているようです。それでも最も広く知られたVAPの診断基準です。それはひとえにこのシンプルさがウケているからなのかもしれません。VAPの診断基準はたくさんあるのですが，そのどれもがスコアリングが煩雑というデメリットがあります。浮気の診断基準（☞**7ページ**）だってそう，シンプルが一番です。

表2-8　ヨハンソンのVAP診断基準

気管挿管・人工呼吸器開始後48時間以降に，画像上で新規あるいは進行性の浸潤影があり，かつ以下の3つのうち2つ以上がみられる

- 38℃を超える発熱
- 白血球増多（12,000/μLを超える），もしくは白血球減少（4,000/μL未満）
- 膿性の喀痰

（文献2より引用改変）

「こりゃ100% VAPだ！」とわかる診断基準なんておそらく神様でさえも作れないので，他の肺炎と同じくVAPも総合的に判断せざるを得ないのが現状です。ただ，軽症の市中肺炎（CAP）とは異なり，かなり治療の閾値を下げて対応しなければ患者さんを危険にさらすことになります。そのため，VAPの治療開始はかなり早いと思ってください。

VAPの診断に重要なのが，**グラム染色**です。要は，気管チューブから

得られた気道分泌物を染色して，細菌がいるかどうか顕微鏡で観察することです。私たちがカー！　ペッと痰を出しても，口腔内の雑菌が大量に混ざってしまいます。そのため，上手に痰が出せる場合はともかく，CAPやNHCAPではなかなか喀痰のグラム染色の評価が難しい。しかしVAPの場合，少なくとも口腔内の大量の雑菌が入りにくい気管チューブからダイレクトに病原菌を取り出すことができるため，診断能は少しだけ上がるとされています（専門家によって意見がまちまちですが）。気管支鏡を気管チューブに入れて，さらに奥のほうから検体をとってくるとますます診断能は上がります[3]。

Point

- VAPとは気管挿管・人工呼吸器開始後48時間以降に新たに発生した肺炎を指す
- VAPの原因菌を調べるにあたり，気管チューブ由来の気道検体が非常に有用である

人工呼吸器関連肺炎（VAP）の分類

　VAPには早期VAPと晩期VAPの2つがあります。具体的には気管挿管・人工呼吸器開始後48〜96時間に起こったVAPを早期VAP，それ以降のものを晩期VAPというのです。じゃあ95時間55分の時点で肺炎が起こったらどうするんですか？　というへそ曲がりな質問はもうやめてくださいね。あくまで総合的に判断するのが肺炎の世界ですから。なにごとも，総合的に！（便利な言葉です……）

　ちなみに，早期VAPは多剤耐性菌のリスクが少なく，治りやすいと言われています。しかし，晩期VAPは多剤耐性菌のリスクが高く，難治性になることが多いです（図2-8）。HAPのところで登場した緑膿菌や腸内細菌科による肺炎が多いのも，晩期VAPです。挿管の期間が長ければ

2章 感染症

長いほど，複雑な菌がからむ肺炎を発症しやすくなります．

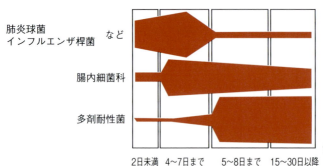

図 2-8　VAP の期間ごとの起因菌[4]

Point

- VAP には早期 VAP と晩期 VAP があり，後者のほうが起因菌が複雑である

人工呼吸器関連肺炎（VAP）の治療

　基本的には HAP と同じです．集められるだけの微生物学的な情報を集めて判断するのですが，CAP のようにスペクトラムが狭い抗菌薬で全員治りました！　というカンタンな世界ではないのがこの VAP の治療です．

　舞台は集中治療室のことがほとんどですから，腎不全や肝不全のような他の臓器障害を合併していることもあり，「VAP の患者さんは，みーんなこの抗菌薬で治療しちゃいましょう！」という論理は通用しないのです．もちろん，集中治療室の患者さんだけでなく，あらゆる患者さんに対してオーダーメイドの治療が必要ですが，HAP や VAP はさらにオーダーメイドの治療，オンリーワンの治療が求められます．

　ただ，それでも HAP で用いるような抗菌薬をあてがうことが多いのは事実です．

5. 人工呼吸器関連肺炎（VAP） 看護の腕のみせどころ

Point
- VAPの抗菌薬治療は，おおむねHAPと同様であるが，起因菌や臓器障害の程度に応じて個々に熟考しなければならない

人工呼吸器関連肺炎（VAP）の予防

VAPの予防については集中治療の教科書にたくさん詳しいことが書いてありますから，ここではかなり割愛して書いていきます。詳しいことを知りたい読者は，ちゃんと分厚い専門書を読むように！

特に看護や日常ケアにかかわるポイントを挙げてみましょう。

・手指衛生

1に手洗い，2に手洗い！　3，4がなくて5に手洗い！　6も手洗い，7も手洗い！……うるさいっ，しつこい！　ゴホン，ごめんあそばせ。VAPに限らず，すべての医療従事者はこまめな手洗いが推奨されています。VAPの予防のためには，**①診療区域に入る前，②患者さんに接触する前，③患者さんの体液・分泌物に接触したあと，④患者さんから離れたあと，⑤診療区域から出たあと**，に手洗いをしてください。つまり，患者さんに触れるだけで，最低4回は手洗いしなければならないのです。ひえー！　手がカサカサになりやすい人は手荒れに要注意。

・気管吸引

昔は気管チューブをパカっとあけてズルズルと気道分泌物を吸っていたものですが，最近は閉鎖式吸引システムが主流です。閉鎖式じゃないとダメ！　という結論は出ていません。呼吸器内科では頻繁に気管吸引を実施することになりますが，それでも原則として吸引は最小限にとどめるほうがよいとされています[5,6]。

51

2章 感染症

挿管されている患者さんの気管チューブがゴボゴボと気道分泌物が多い状態だとVAPを起こしやすいとされているので，そういったことに気がついたらすみやかに気管吸引をしてあげましょう。

・カフ管理

一般的にVAPの予防のためにはカフ圧20～30cmH$_2$Oに合わせるべきとされています。しかし，体位変換や口腔ケアなどでチューブをいじっただけでも，カフ圧が高くなったり低くなってしまうことがあります[7]。そのため，面倒くさいかもしれませんが，定期的にカフ圧をチェックして，口腔内の雑菌が気管に垂れこまないように注意しましょう。

私が研修医のときに流行り始めた"**カフ上吸引**"。カフ上吸引が可能な気管チューブが登場したとき，私，最初は驚きました。今では当たり前の存在になっちゃいましたが，このカフ上吸引はVAPの発生を予防することがわかっています[8-10]。

・体位管理

集中治療の現場に限らず，寝たきりの患者さんでは褥瘡ができないようにこまめに体位変換をしますよね。褥瘡予防だけでなく，VAPの予防を最大限考慮する場合，気管挿管されている患者さんでは上体を30～45°くらい上げるとよいとされています。ARDSに対して腹臥位（腹ばい）で管理することもありますが，とてつもないマンパワーが必要になります。日本でも積極的に腹臥位療法を行っている施設も増えてきました。

・口腔ケア

口腔ケアや歯磨きについてはそこまでVAPの予防や予後を改善させる効果はないとされています[11, 12]。じゃあ口の中をケアしなくてもいいじゃん，というとそういうワケではありません。挿管されて鎮静をかけられている状態であっても，口がクサイクサイよりも，きれいなほうがいい

に決まっています。誰だって口の中がキタナイのは嫌です。エビデンスのみでケアを語るべきではありませんよね。

口腔ケアにおいて，クロルヘキシジンの濃度を高くすればVAPの予防効果は上がるとされていますが，その効果が出始めるラインは日本ではなかなか使えない濃い濃度のようです。

Point
- VAPの予防には，手指衛生，気管吸引，カフ管理，体位管理，口腔ケアなどいろいろなものがある

参考文献
1) Minei JP, et al. Alternative case definitions of ventilator-associated pneumonia identify different patients in a surgical intensive care unit. Shock. 2000 Sep; 14 (3) : 331-6; discussion 336-337.
2) Johanson WG Jr, et al. Nosocomial respiratory infections with gram-negative bacilli. The significance of colonization of the respiratory tract. Ann Intern Med. 1972 Nov; 77 (5) : 701-706.
3) Rea-Neto A, et al. Diagnosis of ventilator-associated pneumonia: a systematic review of the literature. Crit Care. 2008; 12 (2) : R56.
4) Park DR. The microbiology of ventilator-associated pneumonia. Respir Care. 2005; 50: 742-63; discussion 763-765.
5) Siempos II, et al. Closed tracheal suction systems for prevention of ventilator-associated pneumonia. Br J Anaesth. 2008 Mar; 100 (3) : 299-306.
6) Subirana M, et al. Closed tracheal suction systems versus open tracheal suction systems for mechanically ventilated adult patients. Cochrane Database Syst Rev. 2007 Oct 17; (4) : CD004581.
7) Lizy C, et al. Cuff pressure of endotracheal tubes after changes in body position in critically ill patients treated with mechanical ventilation. Am J Crit Care. 2014 Jan; 23 (1) : e1-8.
8) Lacherade JC, et al. Intermittent subglottic secretion drainage and ventilator-associated pneumonia: a multicenter trial. Am J Respir Crit Care Med. 2010 Oct 1; 182 (7) : 910-917.
9) Muscedere J, et al. Subglottic secretion drainage for the prevention of ventilator-associated pneumonia: a systematic review and meta-analysis. Crit Care Med. 2011 Aug; 39 (8) : 1985-1991.

2章 感染症

10) Frost SA, et al. Subglottic secretion drainage for preventing ventilator associated pneumonia: a meta-analysis. Aust Crit Care. 2013 Nov; 26 (4) : 180-188.

11) Li J, et al. Oral topical decontamination for preventing ventilator-associated pneumonia: a systematic review and meta-analysis of randomized controlled trials. J Hosp Infect. 2013 Aug; 84 (4) : 283-293.

12) Alhazzani W, et al. Toothbrushing for critically ill mechanically ventilated patients: a systematic review and meta-analysis of randomized trials evaluating ventilator-associated pneumonia. Crit Care Med. 2013 Feb; 41 (2) : 646-655.

6. 肺アスペルギルス症

呼吸器科でカビと言えばこれ

肺アスペルギルス症とは

アスペルギルス。カタカナばかりで覚えられないという人も多いであろう，この疾患。呼吸器科で「カビ（真菌）」と言えば，アスペルギルスとクリプトコッカスがツートップなんですが，圧倒的に前者のほうが多いです。クリプトコッカスは私も両手で数えられるくらいしか診たことがありません。アスペルギルスというネーミングが覚えられない人が多いのでしょうか，肺ア症と呼ばれることもしばしばあります。私も最近のミュージシャンはまったく覚えられません。三代目 J Soul Brothers とか，Kis-My-Ft2 とか……。40 近いオジサンになってくると，記憶力がもう衰えてしまって。あれ，何のハナシだ。

肺にカビが巣食う原因は，もちろんカビを吸い込んだことによるのですが，私たちのように健康な人が肺アスペルギルス症を発症することはほとんどありません。私たちの気道は，線毛上皮や気道分泌物のおかげで，異物を除去する能力に長けています。そのため，たとえ泥水が肺に入ろうとも，自力で排除できるほどのパワーを秘めています。しかし，一部の患者さんは肺アスペルギルス症を発症してしまいます。さて，どういう患者さんかおわかりでしょうか？

そう，**免疫不全状態にある患者さん**です。ステロイドや免疫抑制剤を内服している患者さんは，常時免疫力が低下した状態であるため，異物を排除する能力も低下しています。そのため，普通ならば何てことのないカビ

2章 感染症

ですらも，増殖してしまうのです．もう1つ覚えておきたいのは，**肺の構造が変化した患者さん**です．たとえば，陳旧性肺結核や間質性肺炎といった，肺がボロボロになってしまった患者さんです．肺がボロボロになってしまうと，その部分の免疫は低下してしまいますし，異物を除去する舞台そのものが清潔ではなくなっているので，とるに足らない病原微生物がここぞとばかりに増殖してしまいます．ダウンタウンの場末の廃劇場にヤンキーがたむろしているような，そんな感じです．ステロイドや免疫抑制剤を使っている間質性肺炎の患者さんでは肺アスペルギルス症のリスクは倍増するといっても過言ではありません．

アスペルギルスは，顕微鏡で見るともやしのような形をしています（**図2-9**）．細菌やウイルスと比べて，とても大きな病原微生物です．こんなのが体にいると思うとムズがゆくなってきますね．

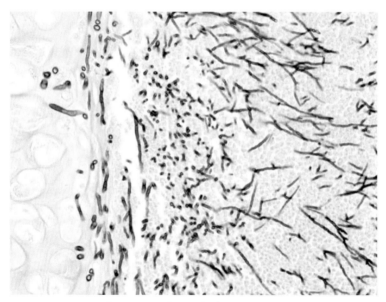

図 2-9　肺アスペルギルス症（Wikipedia より使用）

6. 肺アスペルギルス症　呼吸器科でカビと言えばこれ

Point
- 肺アスペルギルス症は，肺真菌症（カビ）の一種である
- 肺アスペルギルス症は，免疫不全がある患者さんや肺の構造が変化した患者さんに発症しやすい

肺アスペルギルス症の病型は３つ覚えろ！

　肺アスペルギルス症には，いくつか種類があります。呼吸器科で重要なのは，そのうちの３つです。

　まず，カビそのものがボール（菌球）になって固まってしまう肺アスペルギルス症。これを**肺アスペルギローマ**と呼びます。オーマ（-oma）というのは腫瘍・腫瘤という意味で，リンパ腫のことをリンフォーマ（lymphoma）と呼ぶのも同じ語源です。アスペルギルスは細菌やウイルスと違って大きな微生物ですから，肺胞の中をなかなか自由に動けません。そのため，疲れたアスペルギルスはぶっ壊れた肺の組織と一緒にボールになって冬眠します。このボールのことをアスペルギローマと呼びます。冬眠しているとはいえ，ゆるやかに増大してくることが多いので，内科的な治療だけでは治せないことが多く，呼吸器外科で切除したり切開排出することもしばしば。

　２つ目は，もうちょっとタチの悪い肺アスペルギルス症。**慢性進行性肺アスペルギルス症**と呼びます。感染した人の免疫状態があまりよくないと，病原性の弱いアスペルギルスでさえ，増殖と破壊を繰り返しながら肺を侵していきます。ボールを作らずに肺をどんどん破壊していくタイプです。さらにひどいケースでは**侵襲性肺アスペルギルス症**という最重症の病態になりますが，呼吸器科ではこの侵襲性肺アスペルギルス症に遭遇することはほとんどありませんので，ここでは割愛しましょう。

　３つ目は，アスペルギルスに対するアレルギーです。実は，この手のカビはアレルギーの頻度が多いことがわかっていまして，アスペルギルスに

対して花粉症のようなアレルギー症状を呈することがあります。それが**アレルギー性気管支肺アスペルギルス症（ABPA）**です。何とも長い病名ですが，私たち呼吸器内科医はABPA（エービーピーエー）と呼んでいます。吸い込んだカビがアレルギーで，なおかつ肺の外に出て行ってくれなかった場合，持続的にアレルギー症状を有してしまいます。年中花粉に晒されているようなもの。とはいえ，花粉症のように鼻や目に症状が出ることはほとんどなく，ABPAは気管支と肺にダイレクトに症状を起こすので，あたかも気管支喘息のような症状になります。また，肺や気管支の奥底でアレルギーを起こすので，身体が過剰に反応して気道分泌物が気管支に詰まってしまいます。これが咳などを引き起こします。

Point

- 呼吸器科的に重要な肺アスペルギルス症には，肺アスペルギローマ，慢性進行性肺アスペルギルス症，アレルギー性気管支肺アスペルギルス症（ABPA）の3種類がある

肺アスペルギルス症の診断

　上述した，肺アスペルギローマと慢性進行性肺アスペルギルス症には診断基準がありません。顕微鏡でカビが見えたら診断，という感じです。というのも，呼吸器科で遭遇するカビのほとんどがアスペルギルスで，顕微鏡で見た感じからも診断が比較的容易だからです。

　肺アスペルギローマは，胸部レントゲン写真や胸部CTで容易に診断ができます。なぜならボール（菌球）がうつっているからです（**図2-10**）。ボールができる呼吸器疾患は，肺アスペルギローマくらいです。「**肺にボールが見えたら肺アスペルギローマ**」と覚えてしまってもOKです。

6. 肺アスペルギルス症　呼吸器科でカビと言えばこれ

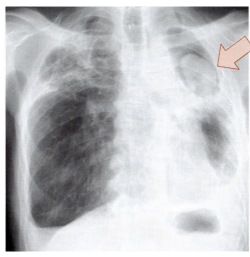

菌球がある

図 2-10　肺アスペルギローマの胸部レントゲン写真（左肺）

　慢性進行性肺アスペルギルス症の診断は難しいです。コレといった診断基準もなく，経験的に「これはアスペルギルス症が進行しているな……」というときに疑われて診断されることが多いためです。血液検査で**β-Dグルカン（64 ページ）**や**アスペルギルス抗原・抗体**が陽性になって，喀痰からもアスペルギルスの菌糸が検出されることもあり，そういった所見から総合的に判断されることが多いです。肺アスペルギローマのように画像で一発診断とはいかないのがこの慢性進行性肺アスペルギルス症の難しいところです。

　ABPAの診断は，アスペルギルスに対するアレルギーを証明すること（血液検査で沈降抗体が陽性になっていることを確認する，血液検査で好酸球が増えていることを確認する），胸部 CT で気道分泌物が詰まっていること（**図 2-11**）の 2 点が主な診断根拠になります。

2章 感染症

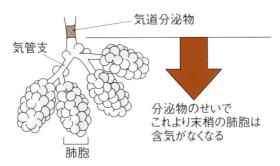

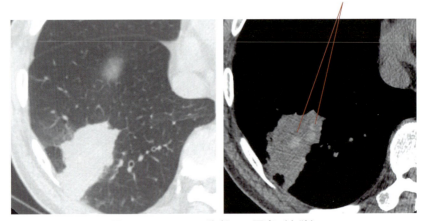

図 2-11　ABPA の胸部 CT 写真（右肺）

　ABPA にはいろいろな診断基準が提唱されていますが，**グリーンバーガー・パッターソンの診断基準**が有名で，日本でもこの基準がもっぱら用いられています（表 2-9）。グリーンジャイアントでもハリーポッターでもありません，この診断基準を確立した研究グループのエライ先生たちの名前です。ABPA は細かく分けると 2 種類あるのですが，ここではそんなの覚えなくてよいです。大事なのは，**喘息のような症状があること，アスペルギルスのアレルギーを証明することの 2 点**です。皮膚テストはあまり日本の呼吸器診療では実施されておらず，血液検査のアスペルギルス特異的 IgE 上昇を検査することでアレルギーを証明しています。

6. 肺アスペルギルス症　呼吸器科でカビと言えばこれ

表 2-9　ABPA の診断基準

グリーンバーガー・パッターソンの診断基準	最低限必要 基準
中枢性気管支拡張症を伴う ABPA	
1　発作性呼吸困難・喘息	必要あり
2　中枢性気管支拡張（胸部 CT で肺野の中枢側 2/3 以内）	必要あり
3　アスペルギルス種あるいはアスペルギルス・フミガタスに対する皮膚テスト即時型反応陽性	必要あり
4　血清総 IgE 高値 > 417IU / L（> 1,000ng / mL）	必要あり
5　アスペルギルス・フミガタス特異的 IgE または IgG 上昇	必要あり
6　胸部画像上浸潤影（必須でなくともよい）	必要なし
7　アスペルギルス・フミガタスに対する沈降抗体陽性（必須でなくともよい）	必要なし
血清反応陽性 ABPA	
1　発作性呼吸困難・喘息	必要あり
2　アスペルギルス種あるいはアスペルギルス・フミガタスに対する皮膚テスト即時型反応陽性	必要あり
3　血清総 IgE 高値 > 417IU / L（> 1,000ng / mL）	必要あり
4　アスペルギルス・フミガタス特異的 IgE または IgG 上昇	必要あり
5　胸部画像上浸潤影（必須でなくともよい）	必要なし

（文献 1, 2 より引用）

　要は，アスペルギルスに対するアレルギーによって，アレルギー性の気管支肺炎みたいな感じになっていることがわかればよいのです。

2章 感染症

- 肺アスペルギローマは胸部画像検査で容易に診断できる
- 慢性進行性肺アスペルギルス症の診断は難しい
- ABPAはアスペルギルスに対するアレルギーを証明することで診断できる

肺アスペルギルス症の治療

さて，三者三様の肺アスペルギルス症．実はそれぞれ治療法が異なります．えーっ，ヤヤコシイ！　といっても，原因を叩けばよいだけなのでそれほど難しく考えなくても大丈夫です．

肺アスペルギローマはボールになって固まってしまっているので，なかなか抗真菌薬が効きません．中には抗真菌薬が効果テキメンの人もいますが，外科的にどうにかしないとよくならない人のほうが多いです．とはいえ，高齢者の肺アスペルギローマを大がかりな手術で取り去るのは難しく，保存的に診ている人も結構多いです．

慢性進行性肺アスペルギルス症は，抗真菌薬の投与が唯一無二の治療法です．最も効果的とされているのは，ボリコナゾール（ブイフェンド®）という抗真菌薬です．ただ，この薬は結構値が張るので，もう少し安いイトラコナゾール（イトリゾール®）という抗真菌薬を選ぶ患者さんも少なくありません．年単位で内服を続けることがあるので，経済的な負担が大きいのです．

ABPAはアレルギーなので，全身性のステロイド治療が主体になります．抗真菌薬を併用することもありますが，基本的にはステロイド治療でアレルギーを解除してあげることが重要です．ステロイド治療で症状がスカっとよくなることが多く，患者さんから感謝されることもしばしば．

これら3つの疾患の概要・診断・治療をまとめると次ページ図2-12のようになります．

6. 肺アスペルギルス症　呼吸器科でカビと言えばこれ

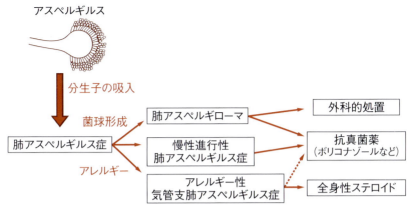

図2-12　肺アスペルギルス症の概略

Point

- 肺アスペルギローマの治療は外科的処置が有効だが，施行できる例は限られている
- 慢性進行性肺アスペルギルス症の治療は抗真菌薬の投与である
- ABPAは全身性ステロイドが主な治療法で，抗真菌薬が有効なこともある

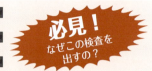

β-D グルカン

　ベータ・ディー・グルカン。耳にしたことありますよね。真菌感染症を疑ったときにはほぼルーチンで提出される血液検査がこのβ-D グルカン。

　β-D グルカンは，真菌や植物などが保有する細胞壁成分多糖で，β配位したグルコピラノースを構成糖とし……，ちょっとちょっと！　そこ，寝ない！　もう少し簡単に書きますと，カビに含まれている成分だということです。アスペルギルスくんがもっている成分です。え？　最初からそう言えばいいのに？

　このβ-D グルカン，すべての真菌感染症の患者さんで上昇するかというとそうではありません。一つだけ例外があります。それがクリプトコッカスという真菌です。呼吸器内科では時に肺クリプトコッカス症の患者さんもいるのですが，この真菌だけはβ-D グルカンが上昇しません。その理由は簡単，クリプトコッカスくんはβ-D グルカンをもっていないからです。なるほど。

　だいたい20～30pg/mL あたりにカットオフ値が設定されていますが，アスペルギルス症の患者さんはβ-D グルカンが60～100pg/mL に跳ね上がることがあります。

　アスペルギルス症を疑っている患者さんでは，このβ-D グルカンに加えてアスペルギルス抗原・抗体も提出することがあります。

参考文献
1) Greenberger PA, et al: Diagnosis and management of allergic bronchopulmonary aspergillosis. Ann Allergy. 1986 Jun; 56（6）: 444-448.
2) Schwartz HJ, et al: The prevalence of allergic bronchopulmonary aspergillosis in patients with asthma, determined by serologic and radiologic criteria in patients at risk. J Lab Clin Med. 1991 Feb; 117（2）: 138-142.

7. 肺結核

病棟で結核患者さんが出たら？

肺結核とは

　病棟の患者さんが結核と診断されたら，結核病棟のある病院へ転院してもらわないと！　と覚えている医療従事者の方も多いでしょう。周囲に感染させるという疾患特性上，なんとなくイメージの悪い疾患です。とはいえ，イメージの良い疾患なんて存在しないんですけど。

　肺結核は，結核菌に**「感染」**して**「発病」**することを指します。この「感染」と「発病」の違いが非常に大事なので覚えておいてください。たとえば，私の子どもはよく他の子どもからウイルスをもらってくるウイルス増幅器みたいな感じなんですが，私や妻にピンポン感染することは日常茶飯事です。しかし，子どもも私も発病しているのに，妻は発病していないということもよくあります。これはどういうことかというと，妻はそのウイルスに感染しても免疫が勝っている（あるいは抗体を有している）ということを意味しています。この例になぞらえると，私は「感染」して「発病」した状態。妻は「感染」はしたものの「発病」しなかった状態です。

　ウイルスと結核を一緒にするな！　とエライ先生からお叱りを受けるかもしれませんが，この理解はそのまま結核に当てはめることができます。「感染」しているだけでは，肺結核を発症したとは言いません。免疫による封じ込めができず，「発病」した時点で肺結核を発症したことになります。実は結核菌はウイルスのような強い感染力はなく，結核を「発病」している人は多くありません。感染者全体でみれば，ほとんどの人が「感染」し

65

ただけの状態です。「発病」するのは感染者全体の1割余りに過ぎません[1]。

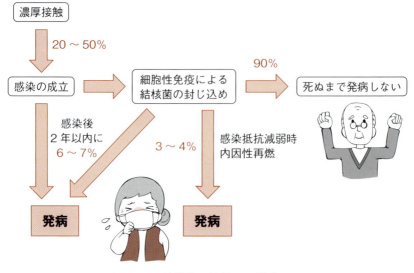

図 2-13　結核菌の接触から発病まで

Point
- 肺結核は「感染」と「発病」の2種類あり，発病するのは感染者の1割程度である

肺結核の診断

　肺結核に診断基準はありません。喀痰から菌が検出された時点で診断がつくためです。抗酸菌を同定するための特別な染色が必要で，普通の細菌検査では結核の診断ができないので注意してください。**そのため市中肺炎か結核かよくわからないときは，喀痰の一般細菌検査と抗酸菌検査の両方を行います**。「市中肺炎だと思って治療をしていたら，なかなか治らなかった。で，調べてみたら実は結核だった」なんて事態もあり得るので，注意しなければいけません。

7. 肺結核 病棟で結核患者さんが出たら？

　結核は，典型的には肺の中に複数の火花のような陰影が見えます。**ツリー・イン・バッド（tree-in-bud）**という言葉でもよく知られた陰影です[2]。勝手にシンドバッドじゃないです，ツリー・イン・バッド。これは木の枝に花のつぼみがついた状態を表す言葉です。確かにそう見えなくもない……。個人的には線香花火のような陰影だと研修医に教えています。胸部レントゲン写真（**図2-14**）ではわかりにくいですが，胸部CT写真だとこのツリー・イン・バッドがよくわかります。こういう患者さんでは繰り返し喀痰検査を行います。

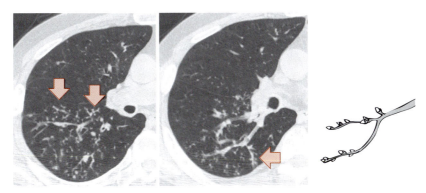

図2-14　肺結核の胸部CT写真：ツリー・イン・バッド

　喀痰が出ない・出せない，なんて患者さんも多いです。そういった場合は胃液を採取します。鼻から胃管を入れて，胃液を採取するんですが，これがシンドイ。やっているこちらも申し訳なくなります。胃液が採取しにくいような患者さんは，気管支鏡をトライすることもあります。いやはや，気管支鏡もシンドイ。そのため，どうしても診断がつかない人は，上記画像所見とクォンティフェロン（QFT）やT-SPOTなどの特殊な血液検査と合わせて総合的に主治医が診断することも。

　QFTやT-SPOTという言葉を聞いたことがある方も多いと思います。正しくは**インターフェロンγ遊離アッセイ（Interferon-gamma re-**

lease assays：IGRA）と呼びますが，そんな正式名称を覚えている人は少数派でしょう．この検査は「**これまでの人生で結核菌に感染したことがあれば陽性になる検査**」と理解してよいと思います．もちろん，感度・特異度100%のパーフェクトな検査ではありませんが，基本的には結核菌に感染したことがある人は陽性になります．つまり，「発病」診断はできないが「感染」診断はできるということです．

　じゃあ喀痰検査なんていらないじゃん，というと，そうは問屋がおろしません．実は小児と高齢者では結果があまりアテにならないのです．特に呼吸器内科の場合，80歳以上の高齢者ともなると半数以上の人がQFT陽性になりますから，陽性だからといって結核を「発病」しているかどうかわからないのです．そのため，私は高齢者ではQFTやT-SPOTをあまり検査しません．陽性でも陰性でも解釈に困ることが多いからです．

Point

- 肺結核の診断には喀痰の抗酸菌検査が必要である
- 喀痰が採取できない場合は胃液を採取することがある
- 胸部CT写真ではツリー・イン・バッドという特徴的な所見を呈する
- 小児と高齢者ではQFTの信頼性に乏しい

結核もどき

　検査室から「喀痰の抗酸菌塗抹検査が陽性です！」と電話がかかってきたとしても，イコール結核とは限りません．えっ，どういうこと？

　実は結核菌を顕微鏡で見ても，それが本当に結核菌かどうかはその時点ではわからないのです．実は，結核に見た目がそっくりな菌として，**肺マック症**の原因である *Mycobacterium avium* complex（MAC）という抗酸菌がいます．肺マック症は，肺結核ではないので，別名**非結核性抗酸菌(Nontuberculous mycobacteria：NTM)症**とも呼ばれています（73

ページ）。肺結核とNTM症の違いは，前者がヒトヒト感染するということ，後者がヒトヒト感染しないということです。つまり，周囲に感染性がないNTM症は肺結核のように保健所に届け出る必要がないのです。そのため，NTM症の患者さんと接するときにもN95マスクは装着する必要がありません。

　大慌てで転院の相談をしていたら，後日，肺結核ではなくてNTM症だったと判明したなんてことも昔はよくありました。現在は，LAMP法という迅速診断ができる時代になりましたので，早ければ喀痰の抗酸菌塗抹が陽性になった2〜3時間後には肺結核かNTM症か判明しています。

Point

- 結核菌は顕微鏡でNTMと区別ができないため，LAMP法などの迅速検査を用いて診断される

肺結核を診ても慌てないこと

　肺結核が病棟で見つかると，「キャーッ！　慌てて転院させないと！」とドタバタすることが多いと思います。すみやかに隔離することは重要ですが，大慌てで緊急転院させなければならないほどのものではないということを知っておいてください。スタンスは，すみやかに，そしておしとやかに。

　結核菌はきわめて緩やかな感染症であり，1週間単位で地域全体にどんどん広がっていく魔の感染症ではないことを知っておいてください。病院によっては，「私ゾンビに噛まれたの，ゾンビになるわ！」とハリウッド映画のゾンビみたいな扱いになっているところもありますので……。結核は予防法も治療法もわかっている，慢性感染症です。公衆衛生上はただちに届出を要する緊急性のある感染症ですが，医学的には大動脈解離みたいに大慌てで転院先を探さなければならないものではありません。

2章 感染症

　重要なのはこれ以上リスクを増やさないために個室（可能なら陰圧室）へ隔離して，医療従事者はN95マスクを装着し，病院の産業医やインフェクションコトロールチーム(ICT)の指示を待つことです。排菌しておれば，結核病棟への転院が必要です。

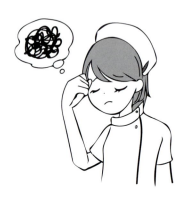

  Point
- 肺結核を診ても，慌てなくてもよい
- 肺結核が診断されておれば，N95マスクを装着して個室（可能なら陰圧室）へ隔離する

肺結核の治療

　肺結核の治療は簡単です。抗結核薬を投与するだけです。ザッツオール！
　しかし，結核患者さんを診たことがある方ならばご存知のように，非常に内服量が多い。たとえば，60kgの健康な人ならば以下のような内服をしなければいけません。

```
イソニアジド（イスコチン®）（100mg）  ：3錠分1
リファンピシン（150mg）               ：4カプセル分1
エタンブトール（エブトール®）（250mg）：3錠分1
ピラジナミド（ピラマイド®）（散剤）    ：1.5g 分1
```

70

7. 肺結核 病棟で結核患者さんが出たら？

　ええっと，分1ということは……一気に10粒＋粉薬を内服するということです。ひえー！　大量！　初期2か月は毎日この内服を続けます。「もう薬だけでおなかいっぱいですよ！」なんて患者さんから不平不満を言われることもしばしば。しかし，こうした多剤併用療法を行わなければ結核は治せないのです。その理由は，少ない薬剤で治療をすると結核菌が耐性化するからです。多剤耐性結核になってしまうと，治療薬がきわめて限られるため，できるだけ一回目の治療で結核菌を根絶しておきたいのです。

　結核病棟では，イソニアジドのことをINH（H），リファンピシンのことをRFP（R），エタンブトールのことをEB（E），ピラジナミドのことをPZA（Z）と呼んでいます。4つ続けてHREZ（エイチ・アール・イー・ゼット）と呼んでいます。最後のゼットは，気合を入れてゼーーット！と読んでください。いえ，冗談です。

　看護サイドとしては，これらHREZの副作用を覚えておく必要があります。まず，HREZすべてに共通する副作用として，**皮疹**と**肝障害**があります。結核病棟ではかならず数人は発症しているくらい，ありふれた副作用です。そのため，抗結核薬の内服を開始した患者さんでは，皮疹が出ていないかどうか，吐き気やだるさなどがないかどうか毎日問診する必要があります。

　INHの副作用として有名なものに末梢神経障害があります。滅多にお目にかかることはないのですが，内服してしばらく経過した患者さんがしびれを訴えてきた場合，INHの副作用を考える必要があります。

　RFPの副作用として吐き気が多いと思います。ゲーゲー吐くほどのものではないのですが，何となく食欲が出ない，というのがRFPの副作用の特徴です。

　EBの副作用として有名なものに視力障害があります。特に網膜・視神経に異常をもっている患者さん（糖尿病性網膜症など）ではこの薬剤を使わないほうがベターです。治療前に視力測定をおこない，目がぼやけたり色が変化して見えないかどうか毎日問診してください。

2章

感染症

71

PZAの副作用として尿酸値の上昇が多いです。そのため，もともと尿酸値が高い痛風の患者さんにはPZAは使えません。80歳以上の高齢者にもPZAはちょっぴり刺激が強いので使えません。

副作用だらけじゃないか！　と思われるかもしれません。確かにその通りです。イメージとしては5人いたら1人くらい副作用で何か対処が必要になるくらいありふれたものだと思ってください。とはいえ，ほとんどが軽度の副作用であり，頑張って内服してもらうことが多いです。

肺結核の治療期間は，最短で6か月，長くても1〜2年程度です。ずっと結核病棟に入院している必要はなく，喀痰から結核菌がいなくなれば，外来治療が可能です。

Point

- 肺結核は，複数の薬剤を併用して治療する
- 抗結核薬の内服を開始した患者さんでは，皮疹，肝障害，視力障害などに注意する

参考文献
1) Trauer JM, et al. Risk of Active Tuberculosis in the Five Years Following Infection … 15％？ Chest. 2016 Feb; 149（2）: 516-525.
2) Saxena AK, et al. Tree-in-bud pattern: spectrum of cause. AJR Am J Roentgenol. 2010 Oct; 195（4）: W313.

8. 非結核性抗酸菌症（NTM 症）

中高年女性＋るいそう＋血痰

非結核性抗酸菌症（NTM 症）とは

　肺結核の項目でも述べたように，**非結核性抗酸菌（nontuberculous mycobacteria：NTM）症**とはその名の通り「結核に非（あら）ず」ということです。結核もどきの抗酸菌症なのです。しかし，症状や胸部画像所見は肺結核にそっくりになることも多いため，なかなか肺結核と NTM 症の鑑別ができない患者さんもいます。

　NTM 症は，*Mycobacterium avium complex*（MAC）という菌が気道に感染することで発症します。そのため，患者さんには肺マック症という覚えやすい病名を伝えていることもあります。マクドナルドとは関係ありません。結核菌と違って，MAC はヒトヒト感染しませんが，一度感染するとなかなか根絶できないのが難点です。そのため，肺結核の患者さんよりも NTM 症の患者さんのほうが圧倒的に通院期間は長いです。

　さて，NTM 症で覚えて欲しいのは，この疾患はある集団に際立って多いことです。それはすなわち，「**痩せた中高年女性**」です。私の外来の NTM 症患者さんの 8 割以上は痩せた中高年の女性です[1]。なぜこういった女性に NTM 症が多いのかはまだよくわかっていません。

　そのため，マッチョなお兄さんが NTM 症と診断されることはきわめてまれで，そういった患者さんではむしろ肺結核を疑うべきでしょう。逆に，やせ細った中高年女性がコンコンと咳をして来院したら，肺結核よりは NTM 症を疑う必要があります。この NTM 症，気管支拡張症を合併して

2章 感染症

いることが多く，頻繁に**血痰**を喀出します。そのため，周囲の人から際立って病弱に見えるため，本人も家族も不安に陥ってしまう疾患なのです。

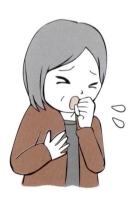

Point
- NTM 症は痩せた中高年女性に多く，しばしば血痰を喀出する

非結核性抗酸菌症（NTM 症）の診断

　NTM 症は肺結核と同じく喀痰の中から検出されることで診断されます。基本的には 2 回検出されないとダメだという暗黙の決まりがあります（気管支鏡を受ければ 1 回でも OK ですが……）。診断基準を**表 2-10** に提示します。とりあえず，多くの患者さんにとっては 2 回検出されることが条件です。

8. 非結核性抗酸菌症（NTM症）　中高年女性＋るいそう＋血痰

表 2-10　肺非結核性抗酸菌症診断に関する指針― 2008
　　　　（日本結核病学会 非結核性抗酸菌症対策委員会，日本呼吸器学会感
　　　　染症・結核学術部会）

A. 臨床的基準（以下の 2 項目を満たす）

1. 胸部画像所見（HRCT を含む）で，結節性陰影，小結節性陰影や分枝状陰影の散布，均等性陰影，空洞性陰影，気管支または細気管支拡張所見のいずれか（複数可）を示す。ただし，先行肺疾患による陰影がすでにある場合は，この限りでない
2. 他の疾患を除外できる

B. 細菌学的基準（菌種の区別なく，以下のいずれか 1 項目を満たす）

1. **2 回以上**の異なった喀痰検体での培養陽性
2. **1 回以上**の気管支洗浄液での培養陽性
3. 経気管支肺生検または肺生検組織の場合は，抗酸菌症に合致する組織学的所見と同時に組織，または気管支洗浄液，または喀痰での **1 回以上**の培養陽性
4. まれな菌種や環境から高頻度に分離される菌種の場合は，検体種類を問わず **2 回以上**の培養陽性と菌種同定検査を原則とし，専門家の見解を必要とする

以上の A，B を満たす

  Point

- NTM 症は，気管支鏡を受けない場合，喀痰から 2 回以上の菌を検出することで診断される

非結核性抗酸菌症（NTM 症）の治療

　NTM 症は肺結核と治療内容が似ています。同じ抗酸菌ですから，効く薬もちょっと似ているというわけです。体重が 60kg の人の場合，以下のような治療を導入します。

2章 感染症

```
リファンピシン（150mg）                   ：4 カプセル分 1
エタンブトール（エブトール®）（250mg）     ：3 錠分 1
クラリスロマイシン（クラリス®）（200mg）   ：4 錠分 2
```

　1 日 11 粒。結核同様，やはり多いですね。おや，肺結核の治療にはなかった，クラリスロマイシンという薬剤が出てきましたね。実はこれは一般的な抗菌薬で，耳鼻科や小児科でもしばしば処方されています。クラリス®とかクラリシッド®とか，耳にしたことがあるでしょう。NTM，特にMAC に対してはこのクラリスロマイシンが効果を発揮することがわかっており，標準治療の主役として活躍します。

　肺結核とは異なり菌の根絶が難しいので，治療期間はかなり長いです。教科書的には，**「喀痰から MAC がいなくなって 1 年くらい」**とされていますが，2 年・3 年と延長して内服している患者さんは結構多いです[2]。そのため，特にエタンブトールの視力障害が出現しないかどうか注意が必要です。長期間この薬剤を内服していると，視力障害をきたすリスクが増すからです。

　また，血痰対策も重要です。NTM 症のベテラン患者さんになればなるほど，血痰の頻度が増えてきます。これは NTM が気管支を障害するからですが，毎日血痰が出る人もいます。そのため，アドナ®やトランサミン®などの止血剤を定期内服してもらうこともあります。

```
アドナ®（10mg）        ：3 分 3
トランサミン®（250mg） ：3 錠分 3
```

　止血剤で血痰や喀血が止まらない場合，**気管支動脈塞栓術（Bronchial artery embolization：BAE）**というカテーテル治療で出血源の気管支動脈を詰めてしまう方法もあります。とはいえ，これができる施設は限られているのですが……。

8. 非結核性抗酸菌症（NTM症） 中高年女性＋るいそう＋血痰

- NTM症は，複数の薬剤を併用して治療する
- 血痰が多いので，止血剤を処方することもある

参考文献
1) Griffith DE, et al. An official ATS／IDSA statement: diagnosis, treatment, and prevention of nontuberculous mycobacterial diseases. Am J Respir Crit Care Med. 2007 Feb 15; 175（4）: 367-416.
2) Boyle DP, et al: Comparison of Clinical Features, Virulence, and Relapse among Mycobacterium avium Complex Species. Am J Respir Crit Care Med. 2015 Jun 1; 191（11）: 1310-1317.

3章 閉塞性肺疾患

1. 気管支喘息
    —— 代表的なアレルギー性呼吸器疾患
2. 咳喘息
    —— 気管支喘息とどう違うの？
3. COPD
    —— たばこによるコモンディジーズ第1位
4. 気管支拡張症
    —— ルール違反の気管支
    コラム：最近流行りの疾患概念，ACOS（エイコス）

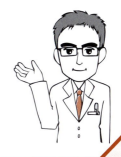

3章 閉塞性肺疾患

1. 気管支喘息

代表的なアレルギー性呼吸器疾患

気管支喘息とは

　一般的にぜんそく，ぜんそくと呼びますが，正しくは**気管支喘息**と呼びます。喘息が起こるところは気管支くらいしかないので，別に**喘息**の表記でもかまいません。

　気管支喘息とは，ガイドラインによれば「気道の慢性炎症を本態とし，臨床症状として変動性をもった気道狭窄（喘鳴，呼吸困難）や咳で特徴づけられる疾患」と定義されています[1]。うーん，もっとわかりやすく定義してほしい。というわけで，ざっくりと言いますと，炎症によって気管支がゼェゼェするということです。うむ，私たちが抱いている気管支喘息のイメージとそう大差はありませんね。気管支喘息は，ほこりやハウスダストなどのアレルゲンによって気管支平滑筋が収縮し，空気が通りにくくなります（図 3-1）。

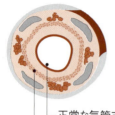
健康な気管支
　─正常な気管支
　─気管支平滑筋

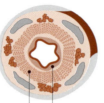
気管支喘息の気管支
　─気管支壁の炎症生肥厚
　─気管支平滑筋の肥厚

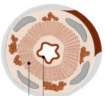
喘息発作時の気管支
　─発作時はさらに狭窄
　─気管支平滑筋の収縮

図 3-1　気管支喘息の気管支の模式図

1. 気管支喘息　代表的なアレルギー性呼吸器疾患

　気管支喘息で覚えておきたいのは，**アレルギー**が関与することが多いということです。特に小児喘息はアトピー素因と密接に関連しており，成人するまで引きずってしまう子どもがたくさんいます。後述する COPD との違いは，たばこが関与しているかどうかです。基本的に気管支喘息はたばこが原因で発症するものではありません。とはいえ，気管支喘息にたばこが良い影響をもたらすはずもないので，たばこは常に悪者であることは念頭に置いておきましょう[2]。

　気管支喘息も COPD も，発作（急性増悪）を起こすとヒューヒューと音が鳴ります（喘鳴）。そのとき，聴診器を胸にあてると「クー」「ピー」といった笛のような音がします。笛といっても，学校で吹く縦笛やサッカーの審判が使うホイッスルのような，ザ・笛というものではなく，時代劇に出てくる岡っ引きが「御用だ，御用だ！」と言いながら鳴らす甲高い呼子（よびこ）のように，高くて鋭い音がします。え，時代劇なんて見ない？

　じゃあ，今度見かけたら番組のどこかで「ピィー！　ピィー！」という音が鳴ることが多いので，注意して聞いてください。この笛のような音を**ウィーズ（wheezes）**と呼びます。これは末梢の気道が狭窄した喘息発作や COPD 急性増悪のような病態でない限り聴取することはありません（**図 3-2**）。

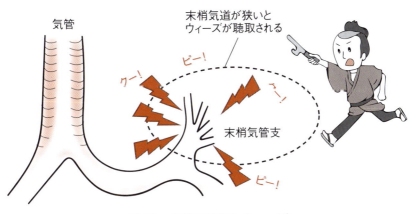

図 3-2　気管支喘息とウィーズ

Point
- 気管支喘息は主にアレルギーが関与する末梢気管支の攣縮と喘鳴を特徴とした疾患である
- 喘息発作時にはウィーズが聴取されることが多い

気管支喘息の診断

待ってました，喘息の診断基準。しかし，残念なお知らせがあります。気管支喘息には診断基準がないのです。ええーーーっ！　と驚いた方もいるかもしれませんが，実際そうなのです。主治医が「うむ！　おぬしは気管支喘息じゃ！」と独断で診断しているといっても過言ではありません。というのも，気管支喘息の診断は比較的容易だからです。アレルギー素因や何らかの原因があって，ゼイゼイ，ヒューヒューという喘鳴を呈する。しかし COPD ではない。ただそれだけで診断は可能です。

ガイドラインには診断の目安というタイトルで表が掲載されています[1]。なんだか表 3-1 にはムズカシイ言葉が並んでいますが，要はアレルギーのような外的要因によってゼイゼイ，ヒューヒューとなっておれば，気管支喘息なのです。COPD の場合呼吸機能は元には戻りませんが，気管支喘息はしかるべき治療を導入すれば呼吸機能が元に戻ります（気道可逆性がある）。

表 3-1　喘息診断の目安[1]

1. 発作性の呼吸困難，喘鳴，胸苦しさ，咳（夜間，早朝に出現しやすい）の反復 2. 可逆性の気流制限 3. 気道過敏性の亢進 4. アトピー素因の存在 5. 気道炎症の存在 6. 他疾患の除外
・上記の 1，2，3，6 が重要である。 ・4，5 の存在は症状とともに喘息の診断を支持する。 ・5 は通常，好酸球性である。

1．気管支喘息　代表的なアレルギー性呼吸器疾患

Point
- 気管支喘息には診断基準はないが，「診断の目安」を参考に総合的に診断している

ベテランになるほど治りにくくなる

　さて，皆さんは「**リモデリング**」という言葉をご存知でしょうか。リフォームでもモデルルームでもありません，リモデリングです。気管支喘息をたとえば10年，20年と有していると，気管支もヘロヘロに疲れてきます。長年の病歴に気管支が疲れてしまい元に戻らなくなってしまうことを，気道リモデリングと呼ぶのです。

　気道リモデリングが進むと，吸入薬を使ってもなかなか気管支が健康な人のレベルには戻らず，常に喘息発作を起こしやすい状態になります。

　気管支喘息はいつ治療を開始しても同じ効果が得られるというカンタンな疾患ではありません。早期に発見してしかるべき吸入薬の治療を導入することで，リモデリングを防ぐことができ，その後の人生を謳歌できる手助けが可能なのです。

Point
- 気管支喘息を長期に罹患すると，気道リモデリングがすすむ

3章　閉塞性肺疾患

3章 閉塞性肺疾患

気管支喘息のリスク

　上述したようにアレルギーが主な気管支喘息のリスクとされていますが，他にもいろいろなリスクがあります。もともと気管支喘息がある患者さんにとっては，たばこや酒といった嗜好品もリスクが高いとされています（**表 3-2**）。

　私が診た珍しい事例では，ある高級香水がダメだという女性患者さんがいました。マリリン・モンローがつけていた，アレです。「安物の香水は大丈夫だけど，あの香水はダメなのよ」とおっしゃられていました。おそらく中に入っている化学物質が影響しているんでしょうが，香水の種類によっても喘息発作が出やすいということが実際ありうるのです。

表 3-2　主な喘息のリスク因子

喘息のリスク因子
アレルギー（ダニ，ペット，花粉など），アトピー素因
遺伝子素因・喘息の家族歴
喫煙，受動喫煙（胎児期～幼少期）
大気汚染（浮遊粒子状物質，幹線道路への近接，黄砂など）
過労・心理的ストレス
低出生体重児
アルコール
感情変化
強いニオイ（香水など）
冷房，急激に冷えた外気
肥満
運動
月経・妊娠
ある種の職業
呼吸器感染症（かぜ症候群，ウイルスなど）

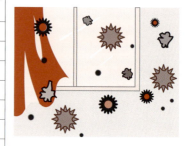

最近トピックになっているのは，肥満です．特にアメリカでは肥満喘息が増加しており，もともと気管支喘息のある患者さんが極度の肥満にならないよう警鐘が鳴らされています．肥満だけでも喘鳴を起こすことがあるので，本当に喘息なのかどうかよくわからない患者さんもいます．肥満喘息は女性に多いと報告されており，私もそう感じています[3]．

Point
- 気管支喘息を悪化させるリスク因子は多岐に及ぶ

気管支喘息の治療

「気管支喘息の治療とは何ですか？」と質問すると，多くの医療従事者の方は「**吸入薬**です！」と答えるでしょう．ピンポン，その通りです．呼吸器内科の治療薬といえば，吸入薬．これに限ります．

実は，気管支喘息に保険適用がある吸入薬と，COPDに保険適用がある吸入薬はちょっぴり異なります．COPDについては後述するとして，まずは気管支喘息に使える吸入薬を見てみましょう（**表3-3**）．

3章 閉塞性肺疾患

表 3-3　気管支喘息に使える吸入薬

一般名	商品名		剤形
吸入ステロイド薬			
シクレソニド	オルベスコ 50 μg インヘラー 112 吸入用		pMDI （スプレー）
	オルベスコ 100 μg インヘラー 56 吸入用		
	オルベスコ 100 μg インヘラー 112 吸入用		
	オルベスコ 200 μg インヘラー 56 吸入用		
ブデソニド	パルミコート 100 μg タービュヘイラー 112 吸入		DPI（粉）
	パルミコート 200 μg タービュヘイラー 56 吸入		
	パルミコート 200 μg タービュヘイラー 112 吸入		
	パルミコート吸入液 0.25mg パルミコート吸入液 0.5mg		ネブライザー
フルチカゾンプロピオン酸エステル	フルタイド 50 ディスカス フルタイド 100 ディスカス フルタイド 200 ディスカス		DPI（粉）
	フルタイド 50 ロタディスク フルタイド 100 ロタディスク フルタイド 200 ロタディスク		
	フルタイド 50 μg エアゾール 120 吸入用		pMDI （スプレー）
	フルタイド 100 μg エアゾール 60 吸入用		
ベクロメタゾンプロピオン酸エステル	キュバール 50 エアゾール キュバール 100 エアゾール		pMDI （スプレー）
モメタゾンフランカルボン酸エステル	アズマネックスツイストヘラー 100 μg 60 吸入 アズマネックスツイストヘラー 200 μg 60 吸入		DPI（粉）
吸入長時間作用性 β_2 刺激薬			
サルメテロールキシナホ酸塩	セレベント 25 ロタディスク セレベント 50 ロタディスク		DPI（粉）
	セレベント 50 ディスカス		DPI（粉）
吸入長時間作用性抗コリン薬			
チオトロピウム臭化物水和物	スピリーバ 2.5 μg レスピマット 60 吸入		MDI （ソフトミスト）

86

1. 気管支喘息 代表的なアレルギー性呼吸器疾患

一般名	商品名	剤形
吸入ステロイド薬＋吸入長時間作用性β_2刺激薬		
フルチカゾンプロピオン酸エステル/サルメテロールキシナホ酸塩	アドエア 100 ディスカス 28 吸入用 アドエア 100 ディスカス 60 吸入用 アドエア 250 ディスカス 28 吸入用 アドエア 250 ディスカス 60 吸入用 アドエア 500 ディスカス 28 吸入用 アドエア 500 ディスカス 60 吸入用	DPI（粉）
	アドエア 50 エアゾール 120 吸入用 アドエア 125 エアゾール 120 吸入用 アドエア 250 エアゾール 120 吸入用	pMDI（スプレー）
ブデソニド/ホルモテロールフマル酸塩水和物	シムビコートタービュヘイラー 30 吸入 シムビコートタービュヘイラー 60 吸入	DPI（粉）
フルチカゾンプロピオン酸エステル/ホルモテロールフマル酸塩水和物	フルティフォーム 50 エアゾール 56 吸入用 フルティフォーム 50 エアゾール 120 吸入用 フルティフォーム 125 エアゾール 56 吸入用 フルティフォーム 125 エアゾール 120 吸入用	pMDI（スプレー）
フルチカゾンフランカルボン酸エステル/ビランテロールトリフェニル酢酸塩	レルベア 100 エリプタ 14 吸入用 レルベア 100 エリプタ 30 吸入用 レルベア 200 エリプタ 14 吸入用 レルベア 200 エリプタ 30 吸入用	DPI（粉）
吸入短時間作用性β_2刺激薬		
サルブタモール硫酸塩	サルタノールインヘラー 100 μg	pMDI（スプレー）
	ベネトリン吸入液 0.5%	ネブライザー
プロカテロール塩酸塩水和物	メプチンエアー 10 μg 吸入 100 回	pMDI（スプレー）
	メプチンキッドエアー 5 μg 吸入 100 回	pMDI（スプレー）
	メプチン吸入液 0.01% メプチン吸入液ユニット 0.3mL メプチン吸入液ユニット 0.5mL	ネブライザー
	メプチンスイングヘラー 10 μg 吸入 100 回	DPI（粉）
フェノテロール臭化水素酸塩	ベロテックエロゾル 100	pMDI（スプレー）

3章

閉塞性肺疾患

3章 閉塞性肺疾患

「ちょっと！　ちょっとちょっと！！　いくらなんでも多すぎるわよ！」
とクレームを訴えてきたあなた。同感です，多すぎます。私も全部を覚え
るのに何年かかったか……。うう……。読者の皆さんはこんなにたくさん
覚えなくてよいので，気管支喘息の吸入薬には **2種類**あることを覚えて
おきましょう。いいですか，2種類ですよ。

1．コントローラー（長期管理薬）

　気管支喘息の患者さんが発作を起こさないようにするために使うのがコ
ントローラーです。火事（発作）を起こさないようにするための予防策の
ことです。火の元をチェックして，火の用心をするということですね。コ
ントローラーを吸っても別に症状がスカっとよくなるわけではないのです
が，このコントローラーを毎日吸入することで喘息発作が起きにくくなる
のです。このコントローラーさえ吸っておけば大丈夫！　というわけでは
なく，もしも発作が起きたときに発作をリセットするリリーバー（発作時
治療薬）を併用する必要があります。

　コントローラーは，吸入ステロイド薬，吸入長時間作用性β_2刺激薬，
吸入抗コリン薬を使います。つまり，吸入短時間作用性β_2刺激薬以外す
べてですね。ながーく効かせる必要があるので，短時間作用性の吸入薬で
は長期管理はできません。

　さて，吸入ステロイド薬，吸入長時間作用性β_2刺激薬，吸入抗コリン
薬のどれが一番よいかというと，この3つを書いた順番です。**気管支喘
息で一番信頼性があるのは，吸入ステロイド薬です**。私の外来の気管支喘
息患者さんもほぼ全員が吸入ステロイド薬を使用しています。

　それにしても，なぜこんなにたくさん吸入薬があるかというと，それぞ
れ特徴が違うからです。深い意味はありません。ポテトチップスになぜう
すしお味とコンソメ味とがあるかというと，人によって好みが違うからで
す。私はサワークリームオニオン味が好きです。吸入薬もそう。使い勝手
がよいもの，デザインがよいもの，そういった感じで選んでも問題ないと

88

1. 気管支喘息　代表的なアレルギー性呼吸器疾患

思います（この"使い勝手"というのがなかなか奥深いのですが……）。

　喘息の世界では，**吸入ステロイド薬と吸入長時間作用性β_2刺激薬の合剤が現在の主流**です。合剤は吸入薬の足し算なのですが，名前が複雑で覚えにくいです。

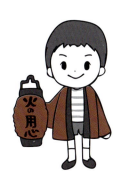

3章　閉塞性肺疾患

2. リリーバー（発作時治療薬）

　リリーバー（発作時治療薬）は，火事（発作）が起こったときに即座に火を消すための消火器のような役割です。喘息発作が起きたときにコントローラーを使っても，基本的に意味がありません（シムビコート®は例外ですが）。目の前で火事が起こっているのに，火の用心！　と叫んで火の元を確認しても何も意味はありません。喘息発作は短時間ですみやかに発作を解除してあげる必要があり，短時間作用性β_2刺激薬を吸入しなければなりません。そのため，吸入薬の中で短時間作用性β_2刺激薬は発作時のみに使用する吸入薬です。そのため，コントローラーとリリーバーを1つずつ保有するのがスタンダードなスタイルです。

　シムビコート®は発作時にも**スマート療法**※という特殊な治療ができるコントローラーなので，これを1剤だけもっている人も多いです。この製剤だけは例外です。

※**スマート療法**：コントローラーのシムビコートを，発作時に追加で吸入すること。この製剤だけはコントローラーとしてもリリーバーとしても両方の使い道がある。

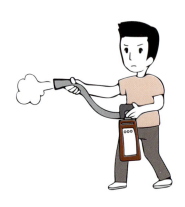

1. 気管支喘息　代表的なアレルギー性呼吸器疾患

Point
- 気管支喘息の治療薬は吸入薬が主体である
- 吸入薬にはコントローラーとリリーバーがある
- 気管支喘息に対する吸入薬で最も重要なのは吸入ステロイド薬である

吸入薬はワンプッシュタイプ？ それともパウダータイプ？

　吸入薬にはワンプッシュタイプの押したらプシュっと勢いよく出てくる**加圧式定量噴霧式吸入器（pMDI）**と，パウダータイプの**ドライパウダー吸入器（DPI）**の2タイプが選べます。みなさんが身体を洗うとき，石鹸を泡立ててタオルで洗うのか，それともボトルに入ったボディソープを使うのか，2タイプあるのと同じです。基本的には結果的に同じなんです。しかしプロセスが異なる。それがpMDIとDPIです。

　図3-3を見ると想像できる人も多いと思いますが，pMDIはプシュっと出てくるスプレー缶です。そのため，タイミングを合わせるのが難しく，口腔粘膜にベチョっと薬効成分がくっついてしまうこともあります。ただ，吸入力がさほど必要ないので，理解のよい高齢者にはベストです。

　DPIはパウダータイプで，自分でタイミングを決めて吸うことができます。ラーメンをちゅるちゅると吸えるくらいの吸入力があれば大丈夫とされていますが，高齢者だとなかなか肺の奥に吸い込むことができない人もいるので，若年者ではDPIのほうが好まれます。

　コントローラーにもリリーバーにもpMDI，DPIの選択肢があるので，使い勝手のよいほうを選んでもらうとよいでしょう。

3章　閉塞性肺疾患

3章 閉塞性肺疾患

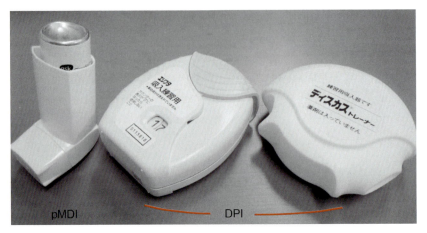

図 3-3　pMDI と DPI

　最近はソフトミストタイプの製剤（レスピマット）も頻繁に使われるようになりました。病棟でおこなっているネブライザーのような煙がもくもくと吸入器から出てくるものです。ただ，気管支喘息でレスピマット製剤を使うのはごくごく限られた場面だけです。レスピマットについてはCOPDのところで後述します。

  Point

- 吸入薬にはpMDIとDPIがあり，それぞれの使い勝手によって使い分ける

1. 気管支喘息　代表的なアレルギー性呼吸器疾患

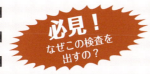

ピークフロー

　ピークフローというのは，その名の通り，思い切り吐いたときのピークの呼気流速のことを指します。気管支喘息の患者さんでは，このピークフローが正常な人よりも低下しています。特に発作時には結構低下します。

　ピークフローはたくさん種類があります（**表 3-4**）。あなたの病院ではどれを使っていますか？　え？　知らない？　明日調べなさい！

　ピークフローの単位は「L/分」です。なんでこの単位なのかは話が長くなるので，聞かないでください。キットによって正常値の基準が異なるので，○L/分以下なら気管支喘息といった基準はありません。使ってみるとわかりますが，結構測定誤差の大きなキットなので，あまり「診断」という点ではアテにしないほうがよいです。ピークフローの本領はどこで発揮されるのかといいますと，それは，"**喘息の状態が普段と比べてどうなのか**"という点です。普段のピークフロー自己ベスト値が 450L/分の患者さんが，「ヒューヒュー，どれだけ頑張っても，260L/分なんです……，ヒューヒュー」と来院した場合には，かなりの発作を起こしていると考えてよいです。文字にするとわかりにくいですが，このヒューヒューはラブラブの男女を冷やかすときの掛け声ではありません。喘鳴の音ですからね。自己ベストや予測値は人によって異なりますが，おおむね言えることは「**300L/分未満は要注意，250L/分未満はかなり注意**」ということです。

3 章　閉塞性肺疾患

93

表3-4 主なピークフローメーターの概要

商品名	ミニライト	パーソナルベスト	アスマチェック	アスマプランプラス	トルーゾーン
測定範囲 (L/分)	60～800	60～810	60～810	50～800	60～800
重量 (g)	80	85	55	74	35
特徴	世界で最初に製品化されたピークフローメーター。ヨーロッパをはじめ世界で最もよく使用されている。	収納ケース一体型で携帯性に優れる。カラーゾーンシステムの採用で患者さんごとの最適なピークフロー値の設定が可能。	カラーゾーンシステムの採用で患者さんごとの最適なピークフロー値の設定が可能。	可動式カラーゾーン装備。	可動式カラーゾーンがあり軽量。ゾーン管理が可能。
販売元	松吉医科器械	フィリップス・レスピロニクス合同会社	フィリップス・レスピロニクス合同会社	宝通商	東京エム・アイ商会
値段	3,800円	2,800円	1,900円	3,800円	2,500円

1. 気管支喘息 代表的なアレルギー性呼吸器疾患

参考文献
1) 日本アレルギー学会．喘息予防・管理ガイドライン 2015．協和企画．
2) Thomson NC, et al. Poor symptom control is associated with reduced CT scan segmental airway lumen area in smokers with asthma. Chest. 2015 Mar; 147 (3) : 735-744.
3) Wang L, et al. Sex difference in the association between obesity and asthma in U.S. adults: Findings from a national study. Respir Med. 2015 Aug; 109 (8) : 955-962.

3章 閉塞性肺疾患

2. 咳喘息

気管支喘息とどう違うの？

咳喘息とは

　呼吸器病棟ではたらいている人は，よく「咳喘息」という病名を耳にしませんか？　え？　そんなの聞いたことがない？　いやいや，多分耳にしているはずですよ！

　気管支喘息と咳喘息の違いを言える人は，実は医師の中でも多くありません。えー，じゃあ看護師には必要ない知識じゃん，と言われそうですが……。大丈夫，難しい話じゃないのでどうぞ聞いていってくださいな。

　──咳喘息とは，**"咳が主体の気管支喘息っぽい疾患"** のことを指します。はい，それだけです。どう？　覚えやすいでしょう。その名の通り，咳が主体の気管支喘息なんです。ただ，気管支喘息の患者さんでもゴホゴホと咳が出ている人，いますよね。ただ，そのときに胸に聴診器を当ててみてください。気管支喘息は「クー」「ピー」というウィーズが聴取されますが，咳喘息は聴診では何の音も聞こえません。これは，気管支喘息ほどの病態にはまだ陥っていないことを意味しています。すなわち，そういう意味では咳喘息は，気管支喘息と比べて軽症とも言えます。

　ドラえもんに登場するジャイアンは強いです。でもスネ夫は強くありません。しかし，二人とものび太をいじめるという立場では同じポジションですよね。これにたとえると，気管支喘息がジャイアン，咳喘息がスネ夫といったところでしょうか。

2. 咳喘息　気管支喘息とどう違うの？

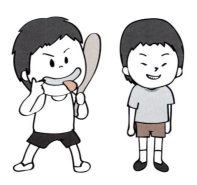

 Point
- 咳喘息とは，咳が主体の気管支喘息に類似した疾患であり，気管支喘息よりは軽症である

咳喘息の診断基準

　咳喘息は気管支喘息とは異なり，明確な診断基準が提唱されています[1]。**表3-5** を見てください。大事なのは，**ウィーズがないこと，8週間以上続くこと**の2点です。咳が主体で，聴診で異常がない。そんでもって，長いこと咳をしている。これが咳喘息です。

表 3-5　咳喘息の診断基準[1]

以下の1～2のすべてを満たす
1. 喘鳴を伴わない咳嗽が8週間（3週間）以上持続 　 聴診上もウィーズを認めない 2. 気管支拡張薬（β刺激薬またはテオフィリン製剤）が有効
参考所見 1）末梢血・喀痰好酸球増多，呼気中NO濃度高値を認めることがある（特に後二者は有用） 2）気道過敏性が亢進している 3）咳症状にはしばしば季節性や日差があり，夜間～早朝優位のことが多い

診断は比較的簡単ですが，「え，こんなの私も経験したことあるわよ！」とお思いの方もいるでしょう？　そう，この診断基準の欠点として，基準を満たすのが結構簡単なのです。そのため，ちまたでは咳喘息と診断された慢性咳嗽の患者さんがたくさんいるのです。

大学病院クラスで研究されている咳喘息というのは，もっともっと厳しい定義でしばられた病態なのですが，実は世の中の咳喘息と診断されている人の一部には，ゴミ箱診断としてそう病名があてがわれた人もいるのではないかと私は思っています。

Point

- 咳喘息は，聴診上ウィーズが聴取されない慢性咳嗽を呈する

咳喘息の治療

気管支喘息は吸入薬が主たる治療法だと書きました。咳喘息でもそれは同じです。短時間作用性β_2刺激薬やテオフィリンだけでよくなる人もいますが，個人的には吸入ステロイド薬を長く使ってあげる必要があると思っています[2]。その理由は，咳喘息は不十分なコントロールを続けていると，本当の気管支喘息に移行してしまうことがあるからです。スネ夫をほうっておくと，ジャイアン化するということです。

吸入ステロイド薬をどのくらい続けるべきという明確な答えはありませんが，コントロール達成のためには6〜12か月くらい必要ではないかと考えています。

2. 咳喘息　気管支喘息とどう違うの？

Point

- 咳喘息も，気管支喘息と同じように吸入薬で治療することが多い

参考文献
1) 日本呼吸器学会咳嗽に関するガイドライン第2版作成委員会．咳嗽に関するガイドライン第2版．
2) Fujimura M, et al. Predictors for typical asthma onset from cough variant asthma. J Asthma. 2005 Mar; 42（2）: 107-111.

3章 閉塞性肺疾患

3章 閉塞性肺疾患

3. COPD

たばこによるコモンディジーズ第1位

COPD（慢性閉塞性肺疾患）とは

　COPD というのは，**慢性閉塞性肺疾患（Chronic Obstructive Pulmonary Disease）**の頭文字をとった略語ですが，いやあ認知度が低いこと低いこと。呼吸器で一番多いんじゃないかとも言われるこの疾患，昔は肺気腫と呼ぶのが一般的でした。肺気腫と言えば，「ああ，たばこによって起こる，アレね」とピンとくる人も多いのですが，COPD と言われても頭にハテナマークが浮かぶ患者さんが多いのが現実です。

　GOLD 日本委員会という機関がインターネットでおこなった調査によると，2013 年 12 月に実施した調査で，「あなたは COPD という病気を知っていますか？」という質問に対して「どんな病気かよく知っている」「名前は聞いたことがある」と答えた人は合計 3,047 人（30.5％）でした。しかし，毎日のように COPD の患者さんを診療している身としては，やってくる患者さんの 3 人に 1 人が COPD という病名を知っているようには到底思えません。せいぜい 15 ～ 20％じゃないかなと思います。さて，日本のガイドライン[1] では，COPD の定義は以下のように書かれています。

100

3. COPD たばこによるコモンディジーズ第1位

- タバコ煙を主とする有害物質を長期に吸入曝露することで生じた肺の炎症性疾患
- 呼吸機能検査で正常に復すことのない気流閉塞を示す
- 気流閉塞は末梢気道病変と気腫性病変がさまざまな割合で複合的に作用することにより起こり，通常は進行性である
- 臨床的には徐々に生じる労作時の呼吸困難や慢性の咳，痰を特徴とするが，これらの症状に乏しいこともある

　もっと簡単に書くと，「**たばこによって肺が壊れること**」です。肺が壊れると書いてしまうといささか語弊があるのですが，患者さんにはわかりやすいようにこのように説明しています。

　コモンディジーズなんて書きましたが，たぶん呼吸器疾患で一番多いのがこのCOPDではないでしょうか。実は，日本の疫学研究データと照らし合わせると，COPDなのに受診していない人は500万人以上いることが想定されています[2]。ええっ，そんなにCOPDって多いんだと驚かれたかもしれませんね。もちろんごくごく軽症のCOPDの人も含めた数字ではあるものの，すでに息切れを感じているのに「たばこ……そろそろやめないとなぁ」と悩みながら病院を受診していない人は相当存在すると思います。看護師さんも喫煙率が高い職業として知られていますので，将来の健康を買うと思って，今たばこを吸っている人は是が非でもやめてください。たばこは，百害あって一利なしです。

Point
- COPDはたばこによって肺が壊れる疾患である
- COPDは最も多い呼吸器疾患とされているが，未受診例が多い

3章 閉塞性肺疾患

COPDの診断

COPDには，診断基準があります[1]。以下の2点です。

1. 気管支拡張薬投与後のスパイロメトリーで1秒率（1秒量/努力性肺活量）が70%未満であること
2. 他の気流閉塞をきたしうる疾患を除外すること

　なんだかわかりにくい数字が出てきましたが，要はたばこによって1秒率が下がっておればよいわけです。たばこによって悪化する気管支喘息との鑑別が非常に難しい上，気管支喘息とCOPDを足し算したようなACOSという疾患が最近流行っていますので，なかなか線引きが難しい世界です。

　診断基準に出てくる**1秒率**というのは，1秒間でどのくらい息が吐けるかという検査です。みなさんも思い切り「ハーッ！」と息を吐いてみてください。「フー！」じゃなくて「ハー！」です。1秒くらいでだいたい肺の中の空気を全部吐ききれるんですが，COPDの患者さんはこれができません。ひどい人だと1秒間で30%くらいしか吐けません。この度合いのことを1秒率と呼びます。

　気管支喘息でも1秒率が下がります。気管支喘息は治療を導入すればすぐに1秒率が戻ります。しかしCOPDの患者さんは下がった1秒率が治療とともにグンと戻ることはまずありません。それは，たばこによって壊れた肺は元には戻らないからです。私が喫煙をやめなさいという理由は，ここにあります。一度失ったものは，決して戻りません。後悔先に立たず。

Point
- COPDはたばこによって1秒率が低下する疾患である

3. COPD たばこによるコモンディジーズ第1位

COPD の分類

COPD には，病期があります。ステージというやつです。がんと同じく，Ⅰ～Ⅳまであって，当然ながら数字が大きいほうが重症です（**表3-6**）。呼吸器内科医は GOLD 分類と読んでいますが，名前などどうでもよろしい。正常な人の80%くらい息が「ハーッ！」と吐けるなら大丈夫です。あれ？　先ほど COPD は1秒率が70%未満だと書き増した。しかし，予測1秒量が80%以上あってもⅠ期の COPD とはどういうことでしょう？　読者にウソをついたのか！　いえいえ，違います。

表3-6　COPD の病期分類

病期		特徴
Ⅰ期	軽度の気流閉塞	予測1秒量 ≧ 80%
Ⅱ期	中等度の気流閉塞	50% ≦ 予測1秒量 < 80%
Ⅲ期	高度の気流閉塞	30% ≦ 予測1秒量 < 50%
Ⅳ期	きわめて高度の気流閉塞	予測1秒量 < 30%

※予測1秒量：性，年齢，身長から求めた標準値に対する割合

COPD の診断基準に使われている**1秒率というのは，"自分の肺の中からどのくらいの空気が1秒で出せるか"**をみたものです。そして，病期分類に使われている**予測1秒量というのは，"健常な人と比べてどのくらいの空気を1秒で出せるか"**をみたものです。言うなれば，1秒率は自分とのたたかい，予測1秒量は他者とのたたかいです。自分が出せるはずの結果は出せなかったけど，他の人と比べてまぁまぁ吐けてるじゃん，というのがⅠ期の COPD です。

Ⅳ期になってくると，吐けないだけじゃなくてまともに空気を取り込めなくなっているので，結構な割合の患者さんが在宅酸素療法を受けています。呼吸器外来や病棟で酸素ボンベをもって歩いている患者さんの多くは，重症の COPD の患者さんだと思います。

3章

閉塞性肺疾患

103

> **Point**
> ● COPDにはⅠ～Ⅳ期の病期分類がある

COPDの治療

　さて，COPDの治療はどうしましょうか。壊れた肺は元には戻らない，と断言しましたが，それでもなお治療法はあります。ここで言う治療というのは，「これ以上肺機能の低下を招かないこと」を意味するのであって，「身体を健康な状態に戻すこと」を意味しているわけではありません。ここは非常に重要なポイントです。私たちは，普段から治療治療という言葉を使っていますが，健康な状態に戻すための治療もあれば，現状維持のための治療，悪化を食い止めるだけの治療（姑息的治療），症状緩和を主体とした治療など，さまざまなニュアンスがあります。COPDに対する治療は，現状維持あるいは悪化を食い止めるための治療だと考えてよいでしょう。

・吸入薬

　COPDでは，気管支喘息と同様に吸入薬を主に用います。ただし，主役となるべき薬剤はちょっと異なります。気管支喘息では，吸入ステロイド薬が最も重要と書きました。しかし，**COPDでは吸入抗コリン薬が最も重要です**。なぜかと問われると非常に難しい話になるので割愛しますが，ざっくり言えば抗コリン薬を吸入することがCOPDの患者さんの将来によい効果をもたらしたという研究が多いためです。それでも気管支喘息と比べると，症状がスカッとよくなることがあまりないため，他の種類の吸入薬も使われます。気管支喘息で主役だった吸入ステロイド薬でさえ，用いられることがあります。

　さて，**表3-7**を見てみましょう。……って気管支喘息と同じで多い

3. COPD　たばこによるコモンディジーズ第 1 位

な！！！　と思われた方。その通りです。COPD と気管支喘息では使用する吸入薬が似通っており，しかも一部重複しているという呼吸器内科医泣かせの状態なのです。こんなの全部覚えなくてよいですが，とりあえず抗コリン薬が最もよく使われているということを覚えておいてください。スピリーバ®という名前を見たら，その人は COPD である可能性が高いでしょう。

・テオフィリン

吸入薬以外にも，テオフィリンという薬剤を内服している人が多いのがこの COPD。テオフィリンは，コーヒーと似た成分が入っている治療薬で，気管支を拡張させる作用があることが知られています。知っています？コーヒーもわずかですが気管支拡張作用があるんですよ。テオフィリンは，テオドール®，テオロング®，ユニフィル®などの商品名があります。一度は見たことがあるはず。

テオフィリンは上記の吸入薬ほど表舞台に立てる治療薬ではありませんが，吸入が満足にできない高齢者の患者さんでは結構頻繁に内服しているはずです。

Point
- COPD に対して，主に吸入抗コリン薬が用いられる
- COPD の内服治療として，テオフィリンが挙げられる

3章 閉塞性肺疾患

表 3-7　COPD に使える吸入薬

一般名	商品名	剤形
吸入抗コリン薬		
イプラトロピウム臭化物水和物	アトロベントエロゾル 20 μg	pMDI（スプレー）
チオトロピウム臭化物水和物	スピリーバ吸入用カプセル 18 μg	DPI（粉）
	スピリーバ 2.5 μg レスピマット 60 吸入	MDI（ソフトミスト）
グリコピロニウム臭化物	シーブリ吸入用カプセル 50 μg	DPI（粉）
アクリジニウム臭化物	エクリラ 400 μg ジェヌエア 30 吸入用 エクリラ 400 μg ジェヌエア 60 吸入用	DPI（粉）
ウメクリジニウム臭化物	エンクラッセ 62.5 μg エリプタ 7 吸入用 エンクラッセ 62.5 μg エリプタ 30 吸入用	DPI（粉）
吸入長時間作用性 β_2 刺激薬		
サルメテロールキシナホ酸塩	セレベント 25 ロタディスク セレベント 50 ロタディスク	DPI（粉）
	セレベント 50 ディスカス	DPI（粉）
インダカテロールマレイン酸塩	オンブレス吸入用カプセル 150 μg	DPI（粉）
ホルモテロールフマル酸塩水和物	オーキシス 9 μg タービュヘイラー 28 吸入 オーキシス 9 μg タービュヘイラー 60 吸入	DPI（粉）
吸入抗コリン薬＋吸入長時間作用性 β_2 刺激薬		
グリコピロニウム臭化物/インダカテロールマレイン酸塩	ウルティブロ吸入用カプセル	DPI（粉）
ウメクリジニウム臭化物/ビランテロールトリフェニル酢酸塩	アノーロ　エリプタ 7 吸入用 アノーロ　エリプタ 30 吸入用	DPI（粉）
チオトロピウム臭化物水和物/オロダテロール塩酸塩	スピオルトレスピマット 28 吸入	MDI（ソフトミスト）

3. COPD たばこによるコモンディジーズ第 1 位

一般名	商品名	剤形
吸入ステロイド薬＋吸入長時間作用性 β_2 刺激薬		
フルチカゾンプロピオン酸エステル/サルメテロールキシナホ酸塩	アドエア 100 ディスカス 28 吸入用 アドエア 100 ディスカス 60 吸入用 アドエア 250 ディスカス 28 吸入用 アドエア 250 ディスカス 60 吸入用 アドエア 500 ディスカス 28 吸入用 アドエア 500 ディスカス 60 吸入用	DPI（粉）
	アドエア 50 エアゾール アドエア 125 エアゾール アドエア 250 エアゾール	pMDI （スプレー）
ブデソニド/ホルモテロールフマル酸塩水和物	シムビコートタービュヘイラー 30 吸入 シムビコートタービュヘイラー 60 吸入	DPI（粉）
短時間作用性 β_2 刺激薬		
サルブタモール硫酸塩	サルタノールインヘラー 100 μg	pMDI （スプレー）
	ベネトリン吸入液 0.5%	ネブライザー
プロカテロール塩酸塩水和物	メプチンエアー 10 μg 吸入 100 回	pMDI （スプレー）
	メプチンキッドエアー 5 μg 吸入 100 回	pMDI （スプレー）
	メプチン吸入液 0.01% メプチン吸入液ユニット 0.3mL メプチン吸入液ユニット 0.5mL	ネブライザー
	メプチンスイングヘラー 10 μg 吸入 100 回	DPI（粉）
フェノテロール臭化水素酸塩	ベロテックエロゾル 100	pMDI （スプレー）

3章

閉塞性肺疾患

気道可逆性検査

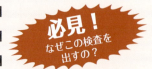
必見！ なぜこの検査を出すの？

　気道可逆性検査は，その名の通り気道が可逆性かどうか調べる試験です。CPODの場合，壊れた肺は元には戻りません。そのため，落ちた1秒率も基本的には元には戻りません。しかし，気管支喘息の場合，炎症によって喘鳴が出ているため，1秒率が一時的に落ちているだけです。そのため，しかるべき治療を行えば，元に戻ります（**気道可逆性**）。それをどうやって検査するか。

　気道可逆性検査と仰々しい名前がついていますが，やっていることは非常にアナログなことです。まず，普通に1秒量を測ってみます。フーーー！　その後，ベネトリン®やメプチン®といった短時間作用性β_2刺激薬を吸ってもらいます。スー。その20分後，もう一度1秒量を測定します。フーーー！　以上です。えっ，なんて簡単な検査なの。

　1秒量が12%以上かつ絶対値200mL以上の改善があれば，気道可逆性ありと診断できます。すなわち，気管支喘息が強く疑われます。**82ページ**にも書きましたが，気管支喘息は診断基準がないので，気道可逆性検査が陽性だとしても確定診断できるものではありません。あくまで強く疑われるだけ，です。

参考文献
1) COPD診断と治療のためのガイドライン第4版．日本呼吸器学会COPDガイドライン第4版作成委員会．
2) Fukuchi Y, et al. COPD in Japan: the Nippon COPD Epidemiology study. Respirology. 2004 Nov; 9（4）: 458-465.

4. 気管支拡張症

ルール違反の気管支

気管支拡張症とは

　気管支拡張症という言葉をご存知でしょうか。その名の通り，気管支が正常より拡張している病態です。病的に拡張しています。本来ならば，気管支というのは肺の端っこにいけばいくほど細くなります。しかしながら，この気管支拡張症は，端っこにいってもなかなか細くならない，天邪鬼な気管支，ルール違反の気管支なのです。ケシカラン！

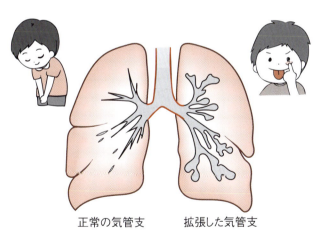

正常の気管支　　　拡張した気管支
図3-4　気管支拡張症

　非結核性抗酸菌症（NTM症）のところ（**73ページ**）でもお話ししましたが，気管支拡張症は**痩せ型の中高年女性に多い**とされています。この

109

3章 閉塞性肺疾患

理由にはいくつか仮説がありますが,いまだに詳しく解明されていません。気管支が拡張すると,そこにヘンテコな菌が増殖することがあり,その最たる例がNTMです。そのため,痩せ型の女性において,気管支拡張症とNTMは切っても切れない関係なのです。

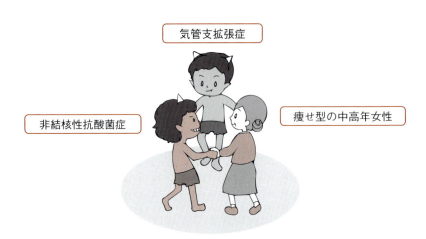

気管支が広くなっているなら,COPDや気管支喘息になりにくいわけだから,むしろ息がしやすいんじゃないですか？　という質問が来そうですね。ブブー。それは間違いです。気管支が広くなってしまうと,そのぶん有効な換気ができる肺胞にロスを生じます。幹線道路（気管支）を2車線から10車線に増やしたら,道端にあるコンビニ（換気できる肺胞）に入りにくくなるようなイメージです。流れの速い車線では,横の移動が大変ですからね。そのため,有効換気という観点からは不利なのです。また,広くなった気管支には血管が露出しやすくなり,ここからすぐに出血します。そのため,気管支拡張症の患者さんでは**血痰を訴える方が非常に多い**です。

4. 気管支拡張症　ルール違反の気管支

Point
- 気管支拡張症は病的に気管支が拡張する疾患である
- 気管支拡張症は痩せ型の中高年女性に多く，NTM症を合併することもある
- 気管支拡張症の主症状は，息切れ，血痰などである

気管支拡張症の診断

　気管支拡張症には診断基準はありません。胸部CTを撮影して，広くなった気管支を観察する以外に手はありません。気管支には肺動脈という血管が必ず伴走しています。気管支はこの血管よりもまず間違いなく細いというのが通説です。しかし，気管支拡張症の場合，この気管支は伴走する血管よりも太くなります（**図3-5**）。**写真**の白い円は血管（肺動脈）です。そして，黒い円は気管支です。正常なCT写真では，気管支は血管よりも

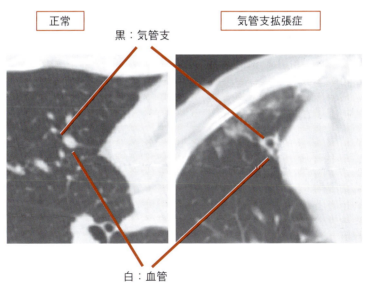

図3-5　気管支拡張症のCT写真

111

細いですよね。しかし気管支拡張症ではそれが逆転しています[1]。これが気管支拡張症の診断の決め手です。

　無症状でもよくよく胸部CTを細かくみると，気管支拡張症の人はちらほらいます。ただ，それが健康問題を引き起こす，つまり"病気"かどうかというのは個人差があります。気管支拡張症が病的になるのは，呼吸器症状がある場合，何かしらの菌が定着した場合です。特に，NTMや緑膿菌が定着すると，長期間呼吸器内科に通わなくてはなりません。

Point
- 気管支拡張症は主に胸部画像で診断される
- 無症状でも気管支拡張を有する人が存在する

気管支拡張症の治療

　残念ながら拡張した気管支を元に戻す方法はありません。そのような方法があれば，気管支拡張症の患者さんにとって希望の光となるでしょうが，実臨床では対症療法しかおこなえないのが現状です。

　咳嗽・血痰が最も多い症状であるため，鎮咳薬・止血剤といった薬剤を内服している患者さんがたくさんいます。止血剤はアドナ®＋トランサミン®という組み合わせを使っている人が多いです。また，NTM症を合併している患者さんでは，**76ページ**に記載したように，リファンピシン＋エタンブトール＋クラリスロマイシンの3剤を併用することもあります。

　気管支拡張症自体の進行は非常にゆるやかです。一生涯，ほとんど悪さをしないこともあります。しかし，感染症を合併していると，肺の陰影が徐々に悪化したり軽快したりを繰り返して，他の女性と比べて栄養状態が不良になることもあってか，やや若い年齢で亡くなられる方が多いように思います。そのため，呼吸器内科医は，目の前の気管支拡張症の患者さんに感染症を合併しているかどうか常に胸部画像や喀痰検査をチェックし続

4．気管支拡張症　ルール違反の気管支

ける必要があります。

Point
- 気管支拡張症自体を根治させる方法はない
- 気管支拡張症の患者さんは鎮咳薬・止血剤を内服することが多い
- NTMや緑膿菌といった菌の慢性感染がないかどうか常にチェックする必要がある

コラム：最近流行りの疾患概念，ACOS（エイコス）

　ACOS（asthma-COPD overlap syndrome）という疾患が最近流行りです。**エイコス**と呼んでいます。別に新しく発見された疾患というわけではなく，COPDと気管支喘息を合併している人のことをこう呼ぶに過ぎません。もともと気管支喘息の既往がある人でも，喫煙を続けている人がちらほらいます。胸部CTを撮影してみると，気腫性病変がたくさんあり，COPDのようにも見える。そういう人をACOSと最近呼ぶようになりました。
　表3-8（次ページ）の気管支喘息とCOPDの特徴を同じくらい有するものをACOSと呼びます。治療は，COPDと気管支喘息を合わせたような感じで，吸入ステロイド薬と長時間作用性β_2刺激薬の合剤を処方することが多いです。

3章 閉塞性肺疾患

表 3-8　慢性気流閉塞を示す疾患への症候群的アプローチ（ACOS の診断）[2]

	気管支喘息	COPD
年齢	☐ 20 歳以下	☐ 40 歳以上
症状パターン	☐ 分，時間，1 日単位での変化 ☐ 夜間・早朝の悪化 ☐ 運動，大笑いなどの感情変化，ほこり・アレルゲン曝露が引き金となる	☐ 治療にもかかわらず症状が持続 ☐ 日によって良し悪しがあるが，日常的に症状があり，労作時呼吸困難感がある ☐ 引き金に関係なく，慢性の咳嗽・喀痰が続く
呼吸機能	☐ 気流閉塞の変動がみられる（呼吸機能検査あるいはピークフロー）	☐ 持続的気流閉塞がみられる（気管支拡張薬使用後の 1 秒率が 70％未満）
無症候時の呼吸機能	☐ 正常	☐ 異常
既往歴・家族歴	☐ 前医が喘息と診断 ☐ 喘息やアレルギー疾患の家族歴（アレルギー性鼻炎やアトピー性皮膚炎）	☐ 前医が COPD，慢性気管支炎，肺気腫と診断 ☐ たばこやバイオマス燃料といったリスク因子への過度の曝露
時系列変化	☐ 症状や経年的悪化はない。季節や年によって変動がみられる ☐ 自然に，または気管支拡張薬にすみやかに，吸入ステロイド薬に週単位で反応改善しうる	☐ 症状は徐々に悪化する（年単位で悪化） ☐ 即効性の気管支拡張薬の効果は限定的
胸部レントゲン写真	☐ 正常	☐ 重度の過膨張所見

参考文献

1）Ouellette H. The signet ring sign. Radiology. 1999 Jul; 212（1）: 67-68.

2）Asthma, COPD, and Asthma-COPD Overlap Syndrome. GINA, May 2014. http://www.goldcopd.org/asthma-copd-overlap.html

4章 間質性肺疾患

1. 特発性肺線維症（IPF）
    —— じわじわ進行する呼吸器内科の代表的疾患
2. 特発性間質性肺炎（IIPs）
    —— アルファベットだらけの暗号疾患
3. 薬剤性肺障害
    —— 疑わしきは罰せよ！？
    コラム：特発性肺線維症（IPF）の患者さんに残された時間

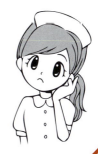

4章 間質性肺疾患

1. 特発性肺線維症（IPF）

じわじわ進行する呼吸器内科の代表的疾患

特発性肺線維症（IPF）とは

呼吸器内科で勤務すれば誰しもが必ずは一度遭遇する**特発性肺線維症**（Idiopathic pulmonary fibrosis：IPF）。間質性肺炎なのか IPF なのかよくわからず，とりあえず脳内事典に「謎の病気」としてエントリーされている人も多いことでしょう。

間質性肺炎というのは，大きなくくりです。その中に IPF が存在するのです。たまご料理という大きなくくりが間質性肺炎で，目玉焼きが IPF のような位置づけです（**図4-1**）。そのため，IPF の患者さんは全員間質性肺炎ということです。

細かい診断名がよくわからない間質性肺炎の患者さんでは，実はそれ以上の病名を付けられていません。目玉焼きかスクランブルエッグかよくわからないたまご料理なんておそらく存在しませんが，たとえばニオイだけで料理名を当てろと言われるとちょっと難しいですよね。間質性肺炎の診断も，肺を取り出して診断するというワケにはいかないので，間接的に画像や血液検査でアタリをつけたり，頑張っても生検で一部の肺組織検体を採取したりすることでしか診断ができません。それでも，どのタイプの間質性肺炎なのかよくわからない人はとても多いです。

呼吸器病棟で間質性肺炎（たまご料理）という診断名がついている人は，それ以上調べることができない，あるいは調べてもよくわからないということを意味します。

116

1. 特発性肺線維症（IPF） じわじわ進行する呼吸器内科の代表的疾患

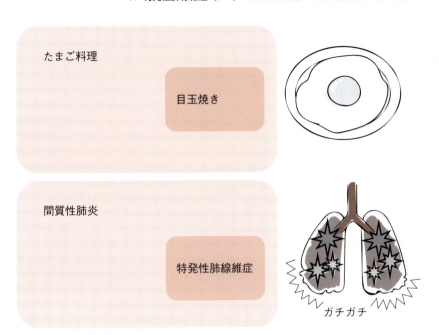

図4-1　たまご料理と間質性肺炎その1

さて，IPFの最もつらいところは，進行する肺疾患で，多くの患者さんが数年以内に呼吸不全に陥るということです。その経過が1年という人もいれば，3年という人もいます。じわりじわりと進行し真綿で首を絞められるように悪化する場合が多く，しんどい思いをされる方も少なくありません。そのため，IPFの看護にあたる方は，この疾患がとてもつらい病気であることを理解してください。

 Point
- IPFはゆるやかに進行する呼吸器疾患である
- IPFの患者さんは多くが数年以内に呼吸不全に陥る

IPF の診断

IPF にはおおまかな診断手順があります。ザッツ診断基準！　と言えるほどのバシっと決まった基準はありません。

まず，間質性肺炎には IPF 以外にもたくさん存在し，特に薬剤や膠原病による間質性肺炎を除外しなければなりません。完全に除外することはできないのですが，明らかに漢方薬を服用した数週間後から息切れと咳が出てきて……というのは強く薬剤性肺障害（130 ページ）を疑う必要があります。薬剤性肺障害も，多くが間質性肺炎に属します。さてこれで，これぞという原因がはっきりしない間質性肺炎ということになりました。次に，胸部 CT 検査で，この間質性肺炎が IPF らしいか IPF らしくないか診断します。そう，ジーっと胸部 CT を見つめるのです。IPF らしいというのは，蜂の巣っぽいということです。IPF は肺の破壊が著しく，胸部 CT では見た目に蜂の巣のように見えます。これを**蜂巣肺（ほうそうはい）**

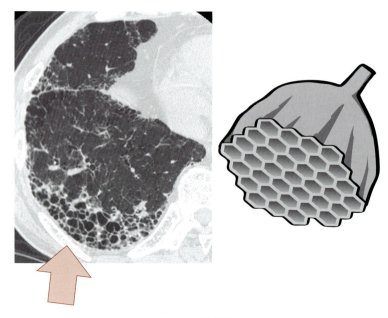

図 4-2　蜂巣肺

1. 特発性肺線維症（IPF） じわじわ進行する呼吸器内科の代表的疾患

と呼びます（図4-2）。図を見てください，何だか蜂の巣のように見えませんか？

明らかにIPFらしい所見があれば，画像検査だけでIPFと診断してもよいことになっています。よくわからない場合，外科的肺生検を行う必要がありますが，全身麻酔をしてまで診断のためだけに手術にのぞまれる方はそこまで多くありません。そのため，それ以外の方法でどうにかIPFと診断をつけてほしいと思われる患者さんが多いです。

実臨床では下の**フローチャート**に書いている流れに従って診断をすすめ

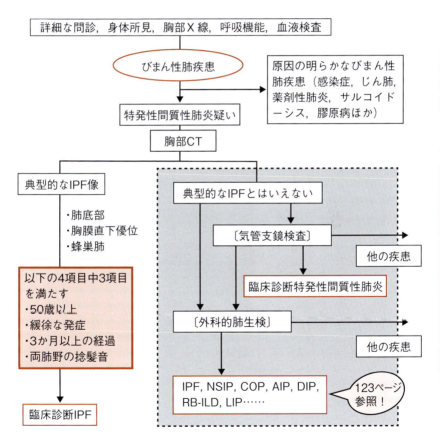

図4-3　特発性間質性肺炎診断のためのフローチャート
（文献1より許諾を得て改変し転載）

4章 間質性肺疾患

ていきます[1]。胸部 CT 検査で典型的な IPF の所見（蜂巣肺など）があれば IPF の診断はできるぞ，ということを覚えておいてください。

　IPF の診断で重要なのは，病歴です。IPF は基本的に 50 歳以上の男性に発症しやすい疾患で，慢性の呼吸器症状を呈します。咳や息切れなどの呼吸器症状の度合いは人によってまちまちです。IPF の患者さんが病棟にいる場合，可能ならば聴診器で背中の音を聴いてみてください。パチパチパチ，プツプツプツという音が聴こえるはずです。これを**ファインクラックル（fine crackles）**と呼びます。時間の経過した間質性肺炎の患者さんではこのファインクラックルを高率に聴取します。特に IPF のような蜂巣肺が見られる重度の間質性肺疾患の患者さんではまず間違いなく聴取できます[2]。ファインクラックルは，ベルクロラ音とも呼ばれます。これは，ベルクロ社のマジックテープの音に似ているラ音だからです。

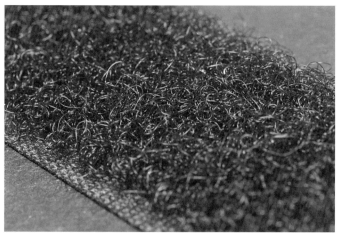

図 4-4　マジックテープ（面ファスナー）（Wikipedia より引用）

1. 特発性肺線維症（IPF） じわじわ進行する呼吸器内科の代表的疾患

Point
- IPF の患者さんは，胸部 CT で蜂巣肺が見られる
- IPF の典型例は，慢性の呼吸器症状を有する 50 歳以上の男性である
- IPF の患者さんの背部を聴診するとファインクラックルが聴こえることが多い

IPF の治療

　IPF の壊れゆく肺を食い止める方法として，新しい薬物治療が注目を浴びています。しかし，その進行をゼロにするほどのパワーはなく，呼吸機能が減少していく直線の傾きを少しゆるやかにできるくらいです。

　その薬物治療として覚えておきたいのは，ピルフェニドン（ピレスパ®）です。2015 年 8 月にニンテダニブ（オフェブ®）という薬剤が発売されましたが，2016 年 4 月時点では一部の施設でしか使用できないため，IPF に対する薬物治療の主役はまだまだピレスパ®です。

　ピレスパは 1 日 3 回服用する錠剤ですが，副作用に注意が必要です。有名な副作用は**光線過敏症**です。日光を浴びると皮膚炎を生じることがあるのです。そのため，ピレスパ®を服用している患者さんには，外出する際，日焼け止めを塗るよう指導しています。日焼け止めは，効果の高いもの（SPF 値 50 ＋，PA 値＋＋＋以上）を使うようにします。日焼け止めの SPF なんて，男性はてんで無知なのですが，女性の方はピンとくると思います。光線過敏症以外では，食欲不振などの消化器症状が多いのもこのピレスパ®の特徴です。

　その他の IPF の治療法として，在宅酸素療法，呼吸リハビリテーション，肺移植などがあります。これらについては割愛します。

121

4章 間質性肺疾患

Point
- IPFの内科的治療としてピレスパ®の内服がある
- ピレスパ®では光線過敏症や消化器症状といった副作用がある

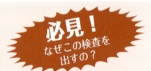

KL-6

ケーエルシックス。聞いたことある人！ ……はい！ おっ，何人か手が挙がりましたね。このKL-6はズバリ，間質性肺炎のマーカーであります。特に線維化が激しいIPFの患者さんでは結構上昇します。血液検査で簡単に測定できます。KL-6は世界的に使われているマーカーなのですが，実は1985年に広島大学の河野修興先生が発見したものです。日本人が発見したって知っていましたか？

KL-6は正常であれば500U/mL以下になることが多いですが，IPFや過敏性肺炎のようなケースでは1,000～2,000U/mL以上になることが多いです。KL-6が高くなっていくと，急性増悪のリスクになるという報告もあり，定期的に外来でその推移を測定している呼吸器内科医は多いです。

参考文献
1) 日本呼吸器学会びまん性肺疾患診断・治療ガイドライン作成委員会編：特発性間質性肺炎診断と治療の手引き，改訂第2版，p.7, 2011，南江堂.
2) Epler GR, et al. Crackles (rales) in the interstitial pulmonary diseases. Chest. 1978 Mar; 73 (3) : 333-339.

2. 特発性間質性肺炎（IIPs）

アルファベットだらけの暗号疾患

特発性間質性肺炎（IIPs）とは

　私は呼吸器専門医以外であれば，間質性肺疾患では特発性肺線維症（IPF）だけ知っておればよいと思っています。何せ，ややこしい。

　これから紹介する**特発性間質性肺炎（Idiopathic interstitial pneumonias：IIPs）**。おいおい，なんかまた難しい言葉が出てきたぞ。もういいよ。そんな声も聞こえてきそうですね。**もし頭がこんがらがってしまう場合は，このIIPsのページは飛ばしてもらって結構です**。IPFさえ理解しておけば問題ありませんから。

　さて，IIPsというのは，言い換えると「原因がよくわからない間質性肺炎」を指します。「特発性」という言葉は「原因がよくわからない」という意味です。「とっぱつせい」ではありません，「とくはつせい」と呼びます。いいですか，「**とくはつせい**」ですよ。「とっぱつせい」と読んでしまうと，「突発性」という漢字になりますからね。

　というわけで，原因のよくわからないIPFもIIPsの一種なのです（☞**116ページ**）。つまり，IIPsはたまご料理全般のことを指す言葉だと理解してください。さて，ここでIIPsの種類を見てみましょう。**表4-1**に書いてあるのはすべてIIPsです。IPFも入っていますね。っていうか，多い！！　多すぎる！！　こんなの覚えられません。すべて意味不明な漢字かアルファベットという事態。

4章 間質性肺疾患

表 4-1　改訂 ATS ／ ERS 特発性間質性肺炎（IIPs）分類（多面的診断）[1]

主な特発性間質性肺炎
●慢性線維性間質性肺炎 　・特発性肺線維症：idiopathic pulmonary fibrosis（IPF） 　・特発性非特異性間質性肺炎：idiopathic nonspecific interstitial 　　pneumonia（NSIP） ●喫煙関連間質性肺炎 　・呼吸細気管支炎を伴う間質性肺疾患：respiratory bronchiolitis- 　　associated interstitial lung disease（RB-ILD） 　・剥離性間質性肺炎：desquamative interstitial pneumonia（DIP） ●急性/亜急性間質性肺炎 　・特発性器質化肺炎：cryptogenic organizing pneumonia（COP） 　・急性間質性肺炎：acute interstitial pneumonia（AIP）
稀少特発性間質性肺炎
●特発性リンパ球性間質性肺炎： 　idiopathic lymphoid interstitial pneumonia（LIP） ●idiopathic pleuroparenchymal fibroelastosis（PPFE）
分類不能型特発性間質性肺炎

　私たち呼吸器内科医は，IIPs を日本語で読むことはほとんどありません。IPF, NSIP, RB-ILD, DIP, COP, AIP, LIP, PPFE とアルファベットで読みます。ひえーー！　アルファベットだらけ！　でもよくよく見てください。病棟で NSIP って聞いたことないですか。エヌエスアイピー。スヌーピーじゃありません。

　これら IIPs のうち，是が非でも知っておきたいのは **IPF** です。これは重要な疾患なので，敢えて前項で別途紹介しました。IPF 以外の IIPs として頻度が多いのは，**NSIP** と **COP** です。たまご料理（IIPs）のうち，目玉焼きが IPF なら，出し巻きが NSIP で，オムレツが COP といった感じです（**図4-5**）。IPF は「特発性肺線維症」と「IPF」のどちらの呼び方もよく使われますが，NSIP や COP はそのままアルファベットで読まれることが多く，あまり日本語訳は使いません。

124

2. 特発性間質性肺炎（IIPs） アルファベットだらけの暗号疾患

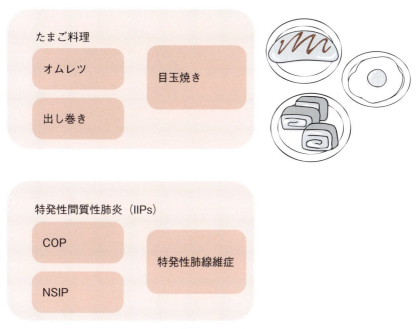

図 4-5　たまご料理と間質性肺炎その 2

　IPF とは違い，NSIP や COP は胸部 CT 写真でみると，少しベタっとしています（図 4-6）。蜂巣肺がないということです。IPF と同じく，原因がまったくわかりません。だから，「特発性」なのです。

Point
- IIPs のうち最も重要なのは IPF である
- IPF 以外の IIPs では，NSIP，COP が多い
- NSIP も COP も IPF と同じく原因不明である

4章 間質性肺疾患

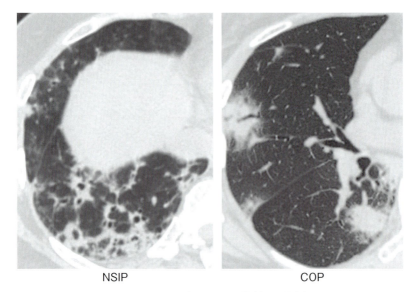

図4-6　NSIPとCOPの胸部CT写真

NSIPとCOPの治療

　NSIPとCOPはIIPsの一種ですが，IPFとは決定的に違うところがあります。それは，IPFのように予後が悪くないということです[2, 3]。NSIPもCOPも全身性ステロイド治療によってある程度呼吸器症状や陰影を改善させることができるのです。特にCOPにいたっては，ステロイドを開始して1〜2週間でウソのように陰影が消えてしまいます。無治療で陰影が消失することもあります。しかし，消えやすい反面，再発することもしばしばあり，COPの患者さんで再発と軽快を繰り返している人も……。

　同じIIPsでも，年単位かけて闘病しなければならないIPFとは異なり，NSIPやCOPの予後は非常に良好です。そのため，これらのIIPsでは在宅酸素療法を導入するケースはまれと言えるでしょう※。

※一部のNSIPはIPFに近い線維化をきたしうるため[2]，在宅酸素療法を導入することもあります。

2. **特発性間質性肺炎（IIPs）** アルファベットだらけの暗号疾患

Point

- NSIPとCOPは全身性ステロイド治療によって軽快することがあり，予後良好である

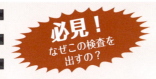

胸部HRCT

必見！なぜこの検査を出すの？

　間質性肺疾患では，胸部CT検査をオーダーするとき，「HR」という言葉を入れます。これはハイレゾリューションの略で，日本語に直すと「高分解能」という意味です。

　私たちがよく知っている胸部CTという検査は，なんと言いますか，ザックリとした検査なのです。たとえば，スリーサイズの3つの平均値が65cmですと言われても，さっぱりわかりませんよね。バスト・ウエスト・ヒップがそれぞれ何cmなのかわからなければ意味がありません。え？　たとえが卑猥？　セクハラ？　いやいや，真面目な話ですよ。胸部CT検査というのは，肺をスライスして画像にしたものですが，結構おおざっぱな画質なんです。ミリ単位の構造物まではわかりません。それを高分解能にして検査したものが胸部HRCTです。**図4-7**の左が普通の胸部CTで，右が胸部HRCTです。イメージにすると，写真トのニコチャンマークみたいなイメージです。どうしてもHRCTでないと，ぼやけてしまうのです。

4章　間質性肺疾患

4章 間質性肺疾患

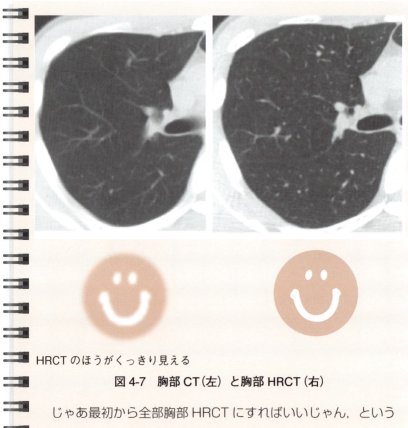

HRCTのほうがくっきり見える

図4-7　胸部CT（左）と胸部HRCT（右）

　じゃあ最初から全部胸部HRCTにすればいいじゃん，というとその通りなのですが，非常に枚数が多くなってしまうという欠点があります．診る方も大変です．そのため，腫瘍があるかないかといった存在診断の場合は，普通の胸部CTだけでも十分だとされています．呼吸器内科領域では，ミリ単位の構造を観察したいとき，ムズカシイ間質性肺疾患の場合によく胸部HRCTが用いられます．

2. 特発性間質性肺炎（IIPs） アルファベットだらけの暗号疾患

参考文献

1）Travis WD, et al: An official American Thoracic Society ／ European Respiratory Society statement: Update of the international multidisciplinary classification of the idiopathic interstitial pneumonias. Am J Respir Crit Care Med. 2013 Sep 15; 188（6）: 733-748.

2）Nagai S, et al. Idiopathic nonspecific interstitial pneumonia ／ fibrosis: comparison with idiopathic pulmonary fibrosis and BOOP. Eur Respir J. 1998 Nov; 12（5）: 1010-1019.

3）Cordier JF. Cryptogenic organising pneumonia. Eur Respir J. 2006 Aug; 28（2）: 422-446.

4章

間質性肺疾患

129

4章 間質性肺疾患

3. 薬剤性肺障害

疑わしきは罰せよ！？

薬剤性肺障害とは

薬剤性肺障害とは，その名の通り薬剤によって肺が障害することを意味します。なぜ間質性肺疾患に属しているかというと，薬剤性肺障害の多くが間質性肺炎像を呈するためです。肺胞性肺炎ではなく，間質性肺炎なのです。

さて，どんな薬剤によって肺障害になるのでしょうか？　風邪薬？　抗菌薬？　抗がん剤？　ピンポーン，全部正解です！　サプリメント？　漢方薬？　オッケー，それも全部正解だ！　そう，世の中に存在する薬剤のすべてが肺障害の原因となるのです。要は，アレルギーと同じです。他人が大丈夫でも，自分だけアレルギーが出るなんてことありますよね。私はピーマンのアレルギーです。いやぁ子どもの頃からアレだけは苦くて食べられないんですよねぇ。え？　それってアレルギーじゃなくてただの毛嫌いじゃないのかって？　まぁ，そんな余談はさておき，アレルギーと同様に特定の人の肺に対してダメな薬剤が存在するのです。肺にアレルギー反応が出ると，肺障害として認識されます。いつ何どき起こるかわからないという点を考えると，コワイ疾患のように見えますが，多くの薬剤性肺障害はゆるやかな経過をたどるので，薬剤性肺障害が致命的になるケースは少ないです。

そのため，間質性肺炎を見たとき，問診で「どういった薬剤を服用しているか」「サプリメントなどは服用していないか」を必ず聞きます。奈良

130

3. 薬剤性肺障害　疑わしきは罰せよ！？

の山奥でもらったという幻の秘薬を飲んでいた人が薬剤性肺障害として紹介されたことがあります。

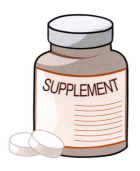

　肺障害の頻度が多い薬剤は確かに存在します。たとえば，呼吸器内科領域では肺がんで使用する EGFR チロシンキナーゼ阻害薬（ゲフィチニブ[イレッサ®]，エルロチニブ[タルセバ®]，アファチニブ[ジオトリフ®]，オシメルチニブ[タグリッソ®]）。日本人では 1 〜 5％程度に間質性肺炎を起こすことが知られています。使用してすぐに出現することもあれば，何か月も内服した後に発症することもあります。また，放射線治療と併用することで肺障害のリスクが高くなる抗がん剤もあります（イリノテカンやゲムシタビン）。

Point
- 薬剤性肺障害は，ある種の薬剤によって肺に間質性陰影を生じることである
- 呼吸器内科領域では，EGFR チロシンキナーゼ阻害薬が薬剤性肺障害の原因としてよく知られている

薬剤性肺障害の診断

薬剤性肺障害の診断基準を示しましょう（**表4-2**）。少し難しく書かれていますが，要は薬剤を飲んで肺に陰影が出現すること，そして薬剤の中止によって病態が改善すること，がポイントです。

表4-2 薬剤性肺障害の診断基準[1]

1.	原因となる薬剤の摂取歴がある	市販薬，健康食品，非合法の麻薬・覚醒薬にも注意
2.	薬剤に起因する臨床病型の報告がある	臨床所見，画像所見，病理パターンの報告
3.	他の原因疾患が否定される	感染症，心原性肺水腫，原疾患増悪などの鑑別
4.	薬剤の中止により病態が改善する	自然軽快もしくは副腎皮質ステロイドにより軽快
5.	再投与により増悪する	一般的に誘発試験は勧められないが，その薬剤が患者にとって必要で誘発試験の安全性が確保される場合

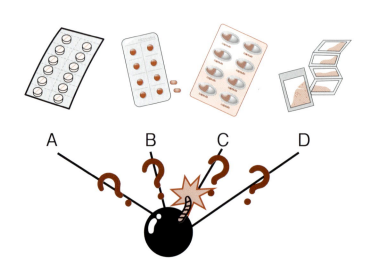

3. 薬剤性肺障害　疑わしきは罰せよ！？

　じゃあ，A，B，C，D という 4 つの薬剤を飲んでいる間質性肺炎の人がいたとして，どれもが薬剤性肺障害の原因として疑わしいとしましょう。あなたなら，どうしますか？　一つずつやめてみるか，全部やめるか。

　やめてすぐに症状がよくなるならいいけど，該当薬剤を続けた状態だったら，肺障害は確実に悪くなる。症状がよくなるのを観察している間に病状が悪くなったら元も子もない。———というわけで，**薬剤性肺障害を疑えば A，B，C，D の 4 剤すべてを中止する**のが一般的です。ただし，A，B，C は 10 年前から内服しており，D は 1〜2 か月前から内服し始めたという場合，まずは D だけやめて経過を見るという選択肢もあります。さすがに 10 年内服して今さら肺障害が出てきましたなんて可能性は低いですからね。

　A，B，C，D を全部一気にやめて「もうこの人には A，B，C，D の薬剤は二度と使えません，禁忌です」としてしまうのはやり過ぎです。一般的に誘発試験は勧められませんが，入院中で安全性が確保された状態であれば，リトライは可能です。

　ケースバイケースで対応するしかないのが現状ですが，何でもかんでも肺障害の原因だとやめてしまうと，その人が内服できる薬剤がなくなってしまうので，その判断は主治医に委ねられているのが現状です。

Point

- 薬剤性肺障害の診断は，薬剤の内服をやめて病状がよくなるかどうかで判断することが多いが，実臨床ではどの薬剤が原因なのかわからないこともしばしばある

4 章　間質性肺疾患

4章 間質性肺疾患

■コラム：特発性肺線維症（IPF）の患者さんに残された時間

　患者さんはこちらが答えにくい質問を投げかけてくるものです。IPF の場合も同じで、「私は、いつまで生きられますか？」と面と向かって聞いてくる患者さんも少なくありません。私も呼吸器内科医の駆け出しの頃は「人それぞれです」と濁してしまうこともありましたが、現在得られるデータを用いてしっかりと説明するほうがよい場合もあります。質問から逃げてばかりいると、逆にラ・ポールの構築がうまくいかなかったり、主治医に不信感を抱いたりすることがあります。

　そのため、患者さんがこの疾患について十分理解していることと、精神的なサポートが可能である前提で、情報提供を行うべきだと考えます。IPF に生存期間に関するデータはシビアなものが多く、診断から生存期間の中央値はおよそ 2 ～ 3 年[2] で、5 年以上生存している患者さんは全体の 20 ～ 30%に過ぎません[3,4]。そのため、患者さんへのダメージが大きいと考える場合には十分な精神的サポートが不可欠なのです。これらの生存期間に関するデータはバラつきが大きいため、あくまで参考程度であることを告げ、自分の経験上 IPF と診断された患者さんでも長生きしている方がいるといった安心材料を提示すべきだと思います。

参考文献

1) 日本呼吸器学会編．薬剤性肺障害の診断・治療の手引き．株式会社メディカルレビュー社

2) Ley B, et al. Clinical course and prediction of survival in idiopathic pulmonary fibrosis. Am J Respir Crit Care Med. 2011 Feb 15; 183（4）: 431-440.

3) Schwartz DA, et al. Determinants of survival in idiopathic pulmonary fibrosis. Am J Respir Crit Care Med. 1994 Feb; 149（2 Pt 1）: 450-454.

4) Dayton CS, et al. Outcome of subjects with idiopathic pulmonary fibrosis who fail corticosteroid therapy. Implications for further studies. Chest. 1993 Jan; 103（1）: 69-73.

5章 悪性疾患

1. 肺がん
   ── たばこを吸ってなくても発症する
   コラム：耳にすることが多くなったニボルマブ（オプジーボ®）

2. 悪性胸膜中皮腫
   ── 石綿曝露はありませんか
   コラム：知っておきたい抗がん剤の重大な副作用

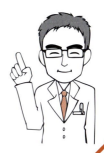

5章 悪性疾患

1. 肺がん

たばこを吸ってなくても発症する

肺がんとは

「肺がんとは」なんてかしこまって書かなくても，そんなの誰でも知ってるよ！　という超超超メジャーな疾患です。呼吸器内科で遭遇する悪性腫瘍は，ほとんどが肺がんで，まれに悪性胸膜中皮腫や胸腺がんの患者さんがいます。

さて，肺がんはなぜ発症するのかご存知でしょうか。え？　たばこ？そうですね，たばこが一番のリスク因子というのは世界的なコンセンサスです。しかし，非喫煙者の女性にもこの肺がんは起こりうる疾患なのです。受動喫煙すらほとんど経験がない女性であっても，肺がんを発症する可能性があるのです。これはいまだに確たる原因はわかっていないのですが，外的な原因ではなく遺伝子などの内的な因子が影響しているのではないかと考えられています。今まで健康的に生活してきた女性が，どういうわけか肺がんを発症するというのは，現場ではよく経験することです。こうした非喫煙者の女性の多くは，後述する *EGFR* 遺伝子に異常があり，特殊な抗がん剤治療の適応になります[1,2]。

とはいえ，やはり喫煙本数，喫煙年数，喫煙指数が多いほど肺がんの発症リスクが高くなりますし，女性よりも男性の方がリスクは高いです[3,4]。他のリスク因子も併せて書くと**表 5-1** のようになります。

136

1. 肺がん　たばこを吸ってなくても発症する

表 5-1　肺がんのリスク因子

たばこ（受動喫煙も含む）
職業（職業性にリスク因子に曝露する場合）
大気汚染（浮遊粒子状物質など）
食事（高脂肪食など）
室内ラドン（欧米の場合）
呼吸器疾患の既往（特発性肺線維症など）
遺伝的素因

Point

- 肺がんの最たるリスク因子はたばこであるが，非喫煙者の女性にも発症する

肺がんの診断

　まず，どのような患者さんに肺がんを疑うのか。これが大事です。私たち呼吸器内科医は，肺の陰影を見たときに常に肺がんの可能性を視野に入れています。万が一がんを見逃してしまうと，患者さんの人生が大きく左右します。そのため，「もしかして肺がんかもしれない」と思いながら診療しています。

　典型的には胸部レントゲン写真や胸部 CT 写真で肺がんを疑われて，来院されます。ではどのようなカゲを肺がんと疑うのか。典型的には**図 5-1** に示したような，ゴリっとした丸い陰影を見たときです。これは明らかに肺がんを疑うカゲです。こんなに丸くて大きな腫瘍性病変をつくる疾患は肺がんくらいしかありません。

　もう胸部レントゲン写真や胸部 CT 写真は読影できますね。「左右対称

5章 悪性疾患

の鉄則」(10ページ)に基づけば，この写真には明らかに左右差があります。

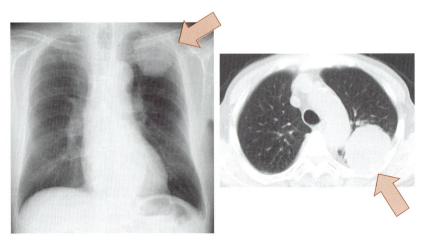

図 5-1　肺がんの胸部画像所見 1

しかし，"がんもどき"とも言うべき，あたかも肺炎のように見える肺がんの患者さんも存在します。肺炎だろうと思っていたら，肺がんだったというケースには何度も遭遇しました。**図 5-2** に提示したのは，浸潤性

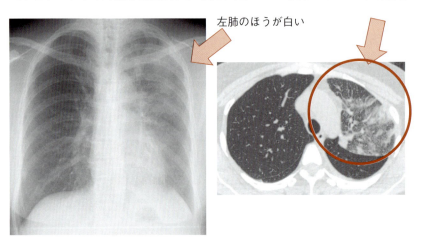

図 5-2　肺がんの胸部画像所見 2

1. 肺がん　たばこを吸ってなくても発症する

　粘液腺がんという肺がんと診断された患者さんの胸部画像所見です。先ほどのゴリッとした腫瘍性病変ではなく，ベタっとした肺炎のような陰影になっていますね。こういった例外的な肺がんも存在するため，常に「この患者さんは肺がんかもしれない」と疑っておく必要があるのです。

　画像所見だけでは肺がんの診断はできません。診断基準はありませんが，呼吸器検体からがん細胞が検出されたら肺がんと診断してもよい。ただ，肺が原発巣なのか転移巣なのか，最後まであやふやなままの患者さんもいます。

　具体的に呼吸器検体からがん細胞をどのように検出するかというと，一番てっとり早いのは気管支鏡です。肺がんと診断された人の90％以上は気管支鏡で診断を受けています。気管支鏡で生検を行い，それを顕微鏡でのぞいて悪性かどうか判定するのです。喀痰だけでも診断がつく人がいますが，詳しい組織型や追加検査の必要性を考えると，気管支鏡で十分量の検体を採取したほうがよいです。

　肺がんと診断されたらすぐに禁煙しましょう。「がんになったのだから，どうせ禁煙したって意味ないぜ！」とおっしゃる方もいますが，肺がんの診断後に禁煙することで生存期間が延びることがわかっています[5]。とはいえ，どうしてもやめられないという患者さんがいるのも事実。医師としては禁煙外来に通ってもらってでもやめるようにするのが当たり前なのでしょうが，Ⅳ期の肺がんの患者さんでどうしても吸い続けたいという人の欲動を止める権利は医療従事者にないというのも事実。

Point

- 肺がんは気管支鏡などの呼吸器検体を用いて病理学的に診断する
- 胸部画像所見では肺がんに見えないこともある

5章　悪性疾患

5章 悪性疾患

肺がんの病期（ステージ）

肺がんには病期（ステージ）があります。肺がんだと診断されたことを伝えると，「ステージいくつ？」という質問が半分くらいの患者さんから出ます。これは，マスメディアを通じて得た知識だろうと思います。ドラマでもよく言っていますしね。

肺がんの病期はⅠ期からⅣ期まであります。これは，TNM分類という国際的に用いられているがんの病期分類を用いて判定されます。大量の判定基準は覚えなくてもよいですが，**表5-2**のT，N，Mをしっかりと調べ，それに該当する病期を決定します。たとえば，肺がんによってすでに胸水が溜まっている場合は，手術適応はすでにありません（病期Ⅳ）。

表5-2　原発性肺癌のTNM分類
（肺癌取扱い規約 第8版：2017年1月1日から変更）

T ―原発腫瘍

Tx：原発腫瘍の存在が判定できない，あるいは，喀痰または気管支洗浄液細胞診でのみ陽性で画像診断や気管支鏡では観察できないもの

T0：原発腫瘍を認めない

Tis：上皮内癌（carcinoma in situ）

T1：腫瘍最大径≦3 cm，肺組織または臓側胸膜に囲まれている，気管支鏡検査で癌の浸潤が葉気管支より中枢側へ及ばない（すなわち主気管支に及んでいない）場合

　T1a(mi)　Minimally invasive adenocarcinoma
　T1a　腫瘍最大径≦1 cm
　T1b　腫瘍最大径＞1 cm で，かつ≦2 cm
　T1c　腫瘍最大径＞2 cm で，かつ≦3 cm

T2：腫瘍最大径＞3 cm かつ≦5 cm，腫瘍最大径≦3 cm でも主気管支に及ぶもの，臓側胸膜浸潤のあるもの，無気肺や閉塞性肺炎があるが一側肺全体には及んでいないもの

　T2a　腫瘍最大径＞3 cm で，かつ≦4 cm
　T2b　腫瘍最大径＞4 cm で，かつ≦5 cm

T3：腫瘍最大径＞5 cm かつ≦7 cm，大きさを問わず胸壁・横隔神経・心囊への直接浸潤，同一肺葉内の不連続な副腫瘍結節

T4：腫瘍最大径＞7 cm，大きさを問わず横隔膜・縦隔・心臓・大血管・気管・反回神経・食道・椎体・気管分岐部への浸潤，同側の異なった肺葉内の副腫瘍結節

140

1. 肺がん　たばこを吸ってなくても発症する

N─所属リンパ節
Nx：所属リンパ節が判定できない
N0：所属リンパ節転移なし
N1：同側気管支周囲リンパ節，かつ/または同側肺門および肺内リンパ節（原発腫瘍の直接浸潤を含む）に転移がみられる
N2：同側縦隔リンパ節，かつ/または気管分岐部リンパ節に転移がみられる
N3：①〜③のいずれかを満たす場合
　①対側縦隔リンパ節への転移
　②対側肺門リンパ節への転移
　③同側または対側前斜角筋リンパ節または鎖骨上窩リンパ節への転移

M─遠隔転移
Mx：遠隔転移が判定できない
M0：遠隔転移なし
M1：遠隔転移がある
　M1a　対側肺葉の腫瘍結節，胸膜結節，悪性胸水（同側，対側），悪性心嚢水を伴う
　M1b　他臓器（一臓器）への単発遠隔転移がみられる
　M1c　他臓器（一臓器以上）への多発遠隔転移がみられる

表 5-3　原発性肺癌の病期分類
（肺癌取扱い規約　第 8 版：2017 年 1 月 1 日から変更）

病期	T	N	M
Occult	TX	N0	M0
0	Tis	N0	M0
IA1	T1a(mi)/T1a	N0	M0
IA2	T1b	N0	M0
IA3	T1c	N0	M0
IB	T2a	N0	M0
IIA	T2b	N0	M0
IIB	T1a-T2b	N1	M0
	T3	N0	M0
IIIA	T1a-T2b	N2	M0
	T3	N1	M0
	T4	N0/N1	M0
IIIB	T1a-T2b	N3	M0
	T3/T4	N2	M0
IIIC	T3/T4	N3	M0
IVA	AnyT	AnyN	M1a/M1b
IVB	AnyT	AnyN	M1c

5章

悪性疾患

5章 悪性疾患

　よく「Ⅳ期イコール終末期」という解釈をされている患者さんがいますが、それは間違いです。看護師が覚えておかなければならないのは以下のポイントです。細かく書くと、Ⅲ期にもⅢAやⅢBによって治療方針が異なるのですが、おさえておかなければならないのは、**Ⅰ〜Ⅱ期は手術可能、Ⅳ期は手術不能であるという点**です。そして、病期によって終末期かどうかは決まっていないという点です。病期Ⅳでも年単位で頑張る人もいらっしゃいます。

- 病期Ⅰ〜Ⅱ：早期がん：手術（ただし小細胞肺がんの手術適応は非小細胞肺がんよりも狭い。高齢者の場合手術ではなく放射線治療を選択することも）
- 病期Ⅲ：進行がん：手術できる例もある、それ以外は放射線＋抗がん剤治療が主体
- 病期Ⅳ：進行がん：抗がん剤治療が主体

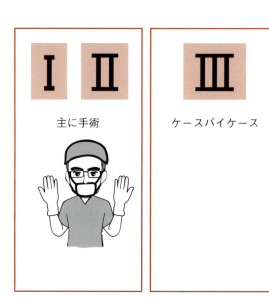
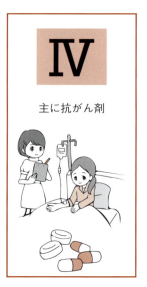

図 5-3　病期ごとの肺がんの治療

1. 肺がん　たばこを吸ってなくても発症する

Ⅰ～Ⅱ期は呼吸器外科に，Ⅲ期はケースバイケース（手術，放射線化学療法など），Ⅳ期は呼吸器内科に入院します．この書籍は主に呼吸器内科病棟向けに書いた書籍なので，突っ込んだ治療についてはⅣ期の抗がん剤についてのみ記載させていただきます．

Point

- 肺がんのⅠ～Ⅱ期の治療は小細胞肺がん以外では手術療法が主体である
- 肺がんのⅢ期の治療は，ケースバイケースである
- 肺がんのⅣ期の治療は，抗がん剤が主体である

肺がんの治療

さて，抗がん剤治療について勉強しましょう．抗がん剤治療には，内服と点滴の2パターンがあります．

・内服

まずは内服．肺がんに使用する内服抗がん剤にはさまざまなものがありますが，肺がんの治療について一から勉強するにあたっては，「**内服治療＝遺伝子変異に対する治療**」と覚えてもらってよいと思います．遺伝子変異というのは，腫瘍が遺伝子の異常によって増殖している状態で，肺がんの場合は現時点で *EGFR* と *ALK* の2種類の変異を覚えておけばよいでしょう．*EGFR*遺伝子変異を有する肺がんに有効な薬剤（EGFR-TKI）として，ゲフィチニブ（イレッサ®），エルロチニブ（タルセバ®），アファチニブ（ジオトリフ®），オシメルチニブ（タグリッソ®），また*ALK*融合遺伝子を有する肺がんに有効な薬剤（ALK-TKI）として，クリゾチニブ（ザーコリ®），アレクチニブ（アレセンサ®），セリチニブ（ジカディア®）があります．ニブニブニブニブややこしいので，専門家になるつもりがな

ければ，商品名で覚えてしまいましょう。これらのうち，みなさんが病棟で最も耳にする薬剤はどれでしょうか。おそらくイレッサ®かタルセバ®あたりではないでしょうか？

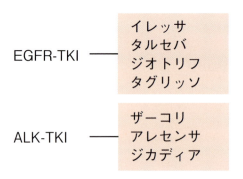

遺伝子変異の検査は，気管支鏡で得られた生検検体で行います。病理部や検査科から「遺伝子変異があります」と報告があるのです。

これら遺伝子変異にかかわる抗がん剤の副作用として，皮膚障害，下痢・悪心などの消化器症状が多いとされています。各薬剤によってその頻度はまちまちですが，女性の肺がん患者さんで最も困るのは**皮膚障害**だと思います。特に鼻の周りや爪の周りにブツブツができやすいので，コスメティックな問題も考慮して治療にあたらなければなりません[6]。

・点滴

次に点滴。抗がん剤といえば点滴というイメージをもっている人も多いはず。一昔前までは，医師の間でも抗がん剤は点滴を意味していました。しかし，前述の内服抗がん剤が登場し，肺がんの診療では内服治療がグイグイとその勢いを伸ばしています。それでもなお，遺伝子変異がない肺がんの患者さんにとっては第一選択の抗がん剤は点滴製剤です。一番効果があるとされているのは，プラチナ製剤＋ペメトレキセド（アリムタ®）＋ベバシズマブ（アバスチン®）の併用療法です（もちろん他にも効果的な

1. 肺がん　たばこを吸ってなくても発症する

選択肢はあります）。点滴の抗がん剤はおおよそ1か月に1コースのペースで点滴するイメージをもっておきましょう（最近はいろいろな抗がん剤が出ているので一概にこうとは言えないのですが）。抗がん剤の副作用として，以下の3つは最低限覚えておく必要があります。

・治療1週目：吐き気が出やすい
・治療2週目：血球が減りやすい（発熱性好中球減少症に注意）
・治療3〜4週目以降：毛が抜けやすい

Point

- 肺がんに使用する抗がん剤には，遺伝子変異のある肺がんに有効な内服治療と，一般的な点滴治療の2種類がある
- *EGFR*遺伝子変異を有する肺がんの患者さんにはイレッサ®などが有効である
- 遺伝子変異をターゲットにした薬剤の副作用として，皮膚障害や消化器症状が重要である
- 点滴の抗がん剤は，投与後の期間によって出てくる副作用が異なる

5章　悪性疾患

145

5章 悪性疾患

肺がんの予後

ドラマなどで余命何年と宣告するシーンがありますが，目の前の患者さんの未来を予想することは不可能です．ただし，肺がんの病期によって統計的な数値は出すことができます．ただ，これも個人差が大きいものです．

たとえば，おおまかな1年生存率は，手術不能のⅢ期：50〜60%，Ⅳ期：30〜40%，おおまかな5年生存率は，手術不能のⅢ期：20〜30%，Ⅳ期：5%未満とされています．こうして数字で見ると，Ⅳ期の患者さんは1年以内に亡くなることが多いことがわかります．もちろん，この統計には超高齢の肺がん患者さんのデータも含まれていますし，遺伝子変異の有無などによってもこの数値は大きく変わるので，あくまで参考程度．

Point
- 肺がんの生存率は，病期や遺伝子変異の有無によって異なるが，Ⅳ期の1年生存率は50%を下回るとされている

1. 肺がん　たばこを吸ってなくても発症する

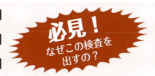

遺伝子変異

　肺がんでは *EGFR* と *ALK* の2種類の遺伝子変異を覚えておけばよいと書きました。そういった遺伝子変異をもった腫瘍の場合，内服抗がん剤が効果を発揮するためです。

　そもそも肺がんでいう"遺伝子変異"とは，がん細胞が増殖するためのスイッチのような役割を果たしているタンパクのことです。そのスイッチがオンになった状態なので，腫瘍が増殖していくわけです。スイッチの電源を切れば治るだろうという発想のもと，イレッサ®などが開発されたのです。

　肺がんではたくさんの遺伝子変異があることがわかっています。まだ開発されていない薬剤も多いため，現状では阻害薬の保険適用がある *EGFR* と *ALK* の2種類を調べればよいと考えられています。将来的には，患者さんの肺がんの遺伝子変異に応じたオーダーメイド医療が主流になる時代がくるかもしれません（図5-4）。

5章 悪性疾患

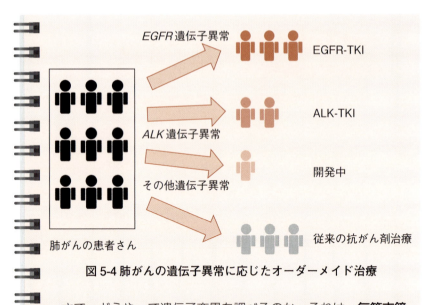

図5-4 肺がんの遺伝子異常に応じたオーダーメイド治療

　さて，どうやって遺伝子変異を調べるのか。それは，**気管支鏡検体**です。血液検査で簡単に調べるという技術は，現時点ではまだ実用化されておりません（将来的に可能かもしれません）。肺がんの患者さんの多くは気管支鏡を受けます。その際採取した生検検体に特殊な処置を施すことで，遺伝子異常があるかどうか調べることができるのです。気管支鏡検体に限らず，手術検体でもOKです。血液・胸水・喀痰からも検出することができる場合もあります。

1. 肺がん たばこを吸ってなくても発症する

■コラム：耳にすることが多くなったニボルマブ（オプジーボ®）

呼吸器病棟に勤務している方は，なんだか最近「オプジーボ®」ってよく聞くようになったなぁと思ったことはありませんか？　一般名はニボルマブと言いまして，これは免疫チェックポイント阻害剤というカテゴリーに位置づけられた，画期的抗がん剤なのです。何が画期的かと言いますと，これまでのように「とりあえずがん細胞も健康な細胞もみんな攻撃しちゃいます！」という抗がん剤とは違い，「がん細胞だけを狙い撃ちしちゃいます！」という特殊な抗がん剤なのです。それでいて，従来の抗がん剤よりも効果があるという報告もあり，最近右肩上がりに処方が増えているのです※。

2016年8月現在，オプジーボ®は，非小細胞肺がんと悪性黒色腫（メラノーマ）に対して使用されています。オプジーボ®と類似の抗がん剤として，近い将来ペムブロリズマブ（キートルーダ®）という薬剤も肺がん使用される見込みです。キートルーダ®が呼吸器病棟で使われるようになると，「この抗がん剤，効ーとるーだ（キートルーダ®）！」というシャレを中年医師が連発するかもしれないので，今から愛想笑いの練習をしておいてください。

....

※ただし保険適用があるのは二次治療（二種類目の抗がん剤）の場合だけです。

5章

悪性疾患

参考文献

1) Subramanian J, et al. J Clin Oncol. 2007 Feb 10; 25（5）: 561-570. Lung cancer in never smokers: a review.

2) Rudin CM, et al. Lung cancer in never smokers: molecular profiles and therapeutic implications. Clin Cancer Res. 2009 Sep 15; 15（18）: 5646-5661.

3) Akiba S, et al. Cigarette smoking and cancer mortality risk in Japanese men and women--results from reanalysis of the six-prefecture cohort study data. Environ Health Perspect. 1990 Jul; 87: 19-26.

4) Ando M, et al. Attributable and absolute risk of lung cancer death by smoking status: findings from the Japan Collaborative Cohort Study. Int J Cancer. 2003 Jun 10; 105（2）: 249-254.

5) Dobson Amato KA, et al. Tobacco Cessation May Improve Lung Cancer Patient Survival. J Thorac Oncol. 2015 Jul; 10（7）: 1014-1019.

6) Joshi SS, et al. Effects of epidermal growth factor receptor inhibitor-induced dermatologic toxicities on quality of life. Cancer. 2010 Aug 15; 116（16）: 3916-3923.

149

5章 悪性疾患

2. 悪性胸膜中皮腫

石綿曝露はありませんか

悪性胸膜中皮腫とは

「中皮腫」という言葉は、私たち医療従事者だけでなく、一般の方々にも広く知られています。それはおそらく、石綿（アスベスト）曝露による中皮腫がニュースに取り上げられることがあり、マスメディアを通じて耳にしているからでしょう。悪性胸膜中皮腫は、その名の通り胸膜に発生します。胸膜のうち、主に壁側胸膜の中皮細胞に発生します（図 5-5）。片側に発生することが多く、両側の悪性胸膜中皮腫を発生することはほとんどありません。

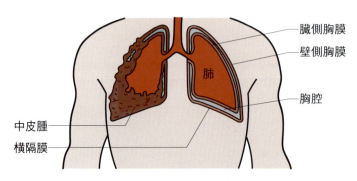

図 5-5　中皮腫のモデル

2. 悪性胸膜中皮腫　石綿曝露はありませんか

　いなり寿司に詰めるごはんを肺，いなり寿司の皮を胸膜にたとえると，いなり寿司の皮の内側に中皮腫は発生します（**図 5-6**）。え？　逆にわかりにくい？

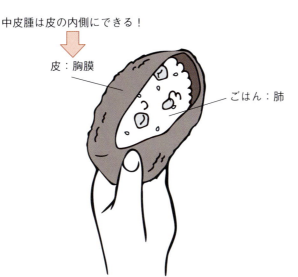

図 5-6　悪性胸膜中皮腫といなり寿司

　中皮腫は，ほとんどが石綿を吸ったことで発生します。石綿を扱う労働者だけでなく，その家族や工場周辺の住民に発生することも知られています。現在は石綿や石綿を含有する物の製造や輸入が厳しく規制されています。

　石綿の曝露が多いほど，また曝露期間が長いほど，悪性胸膜中皮腫の発症の危険性が高くなります。石綿曝露から悪性胸膜中皮腫が発生するまでの期間は非常に長く，30年以上経過してから発生するとされています[1,2]。そのため，いくつか職を転々としていると，どの職歴が原因だったのかわからないこともあります。

　悪性胸膜中皮腫は「悪性」という名を冠しているように，悪性腫瘍です。がんと同じです。そのため，患者さんには肺がんと同じように，告知や治療に関して医療サイドの手厚いサポートが必要になります。

5章 悪性疾患

- 悪性胸膜中皮腫は，石綿曝露後数十年を経て発症する悪性腫瘍である
- 悪性胸膜中皮腫は，片側の壁側胸膜に発生する

悪性胸膜中皮腫の診断

　悪性胸膜中皮腫を疑うのは，どちらかの肺に異常陰影を指摘されたときです。正確には，肺ではなく胸膜ですが，胸部レントゲン写真ではその判別はできません。そのため，胸部 CT を撮影して，悪性胸膜中皮腫らしい陰影があるかどうかが大事です。悪性胸膜中皮腫らしい陰影というのは，胸膜がボコボコと腫れあがったものを指します。たとえが悪いかもしれませんが，ミスタードーナツのポン・デ・リングのような胸膜肥厚が胸部 CT 写真で観察されます（**図 5-7**）。

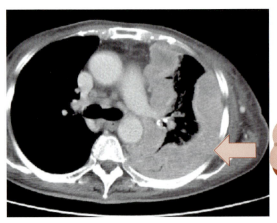
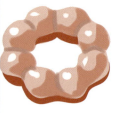

図 5-7 悪性胸膜中皮腫の胸部 CT 写真

　肺がんと同じように，確定診断には病理検体が必要になります。胸膜にできるので，気管支鏡ではなかなか診断できません（胸膜は肺の外にあり

ますから)。そのため,胸腔鏡や外科手術によって外から胸膜生検を行うことで診断されます。

大事なポイントとして,悪性胸膜中皮腫の患者さんは,場合によっては国などから補助がおりることがあります。そのためには,できるだけ組織検体があったほうがよいため,疑わしい場合にはなんとか生検を実施するよう私は勧めています。

Point

- 悪性胸膜中皮腫の胸部画像所見では,リング状のドーナツのようにボコボコと胸膜が肥厚した像が観察される
- 気管支鏡では診断が難しく,胸腔鏡や外科手術による胸膜生検によって診断がつけられる

悪性胸膜中皮腫の治療と予後

悪性胸膜中皮腫の治療は,早期に発見できれば外科的手術を行うことができます。胸膜肺全摘術と胸膜切除/肺剥皮術の2つの術式がありますが,肺がんの手術と比べて難易度は高く,侵襲度も高いです。

そのため,高齢者の患者さんでは現実的に手術ができないケースが多いのです。また,大部分の中皮腫の患者さんはある程度進行した段階で発見されることが多く,ほとんどが手術適応外です。

抗がん剤治療は,肺がんとは違って遺伝子変異をターゲットにした治療はなく,全身の点滴抗がん剤を行うことで効果が期待できます。具体的にはプラチナ製剤+ペメトレキセド(アリムタ®)を使うことが多いです。それでも肺がんよりは効きが悪く,なかなか「よくなりましたね」という言葉をかけてあげられる場面は多くありません。

予後については残念ながらかなり厳しいと言わざるを得ません。2年生存率が30%程度,5年生存率は5%程度というのが平均的な水準と考えてください。肺がんよりもかなり予後が悪いと思います。

5章 悪性疾患

Point
- 悪性胸膜中皮腫は早期発見できた若い患者さんであれば外科手術の選択肢もあるが，多くは進行例であり，抗がん剤治療の適応になる
- 肺がんよりも抗がん剤の効果は乏しく，予後不良である

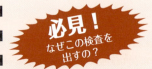

腫瘍マーカー

　腫瘍マーカーは，患者さんの間では「がんマーカー」と呼ばれ，よく知られた血液検査項目です。肺がんの世界では，CEA，CYFRA21-1，ProGRPなどさまざまな腫瘍マーカーの存在が知られています。どれがどれかわからないという人も多いと思うので，どう使い分けているのか記載したいと思います。

　まず，ざっくり書くと，表5-4のような組織型による使い分けをしています。

表5-4 肺がんに用いる腫瘍マーカー

腺がん	CEA，SLX
扁平上皮がん	CYFRA21-1，SCC
小細胞がん	ProGRP，NSE

　これをどう使っているかというと，呼吸器内科の初診時にたとえばCEAが極端に高くなっていると，肺腺がんがあるんじゃな

いかと疑う，といった使い方をすることがあります。診断前のスクリーニング検査としての使用ですね。ただ，胸部レントゲンで同定できないくらい小さな陰影の場合，腫瘍マーカーが上昇することはまれなので，あまり早期がんのスクリーニングには役立ちません[3]。そのため，スクリーニングとして使用するというよりも，治療効果判定の指標，再発のモニタリングに使っていることが多いです。たとえば小細胞肺がんの場合，治療前に高かったProGRP が，治療経過とともにゆるやかに減少していくことがよくあります[4]。効果判定にはもちろん胸部 CT 検査を行う必要がありますが，おおまかに効いているのかどうなのかという判定によく用いられます。

　私は，数ある腫瘍マーカーのうち，CEA，CYFRA21-1，ProGRP の 3 つを使用しています。

参考文献

1) Rodríguez D, et al. Malignant abdominal mesothelioma: defining the role of surgery. J Surg Oncol. 2009 Jan 1; 99（1）: 51-57.

2) Moolgavkar SH, et al. Pleural and peritoneal mesotheliomas in SEER: age effects and temporal trends, 1973-2005. Cancer Causes Control. 2009 Aug; 20（6）: 935-944.

3) Molina R, et al. Assessment of a Combined Panel of Six Serum Tumor Markers for Lung Cancer. Am J Respir Crit Care Med. 2016 Feb 15; 193（4）: 427-437.

4) Ono A, et al. Correlations between serial pro-gastrin-releasing peptide and neuron-specific enolase levels, and the radiological response to treatment and survival of patients with small-cell lung cancer. Lung Cancer. 2012 Jun; 76（3）: 439-444.

コラム：知っておきたい抗がん剤の重大な副作用

　抗がん剤の副作用のうち，重大かつ重篤な副作用としておさえておかなければならないのは，ズバリ**間質性肺炎**です。抗がん剤によって起こる間質性肺炎ですから，すなわち**薬剤性肺障害**ですね。この区別は大丈夫ですか？　間質性肺炎と薬剤性肺障害はそれぞれ123ページと130ページを読んでくださいね。

　さて，抗がん剤のうち最も間質性肺炎に注意しなければならないのは，遺伝子変異をターゲットにした内服抗がん剤です。特にイレッサ®などのEGFR-TKIを使うときには，注意しなければなりません。頻度はおおむね1～5%と言われており，毎日のように処方している身としては結構経験します。医療従事者として気を付けておきたいのは，毎日の症状をチェックすること（発熱・咳嗽・息切れ・呼吸困難感など），SpO_2の低下がないかどうかです。EGFR-TKIを開始して，数日でゲホゲホ咳をしていたら……即座に主治医に報告が必要です。

　重篤な薬剤性肺障害に陥ると，それが元で命を落とすことにもなりかねません。間質性肺炎像は両肺にあらわれることが多く（**図5-8**），発見した場合にはすぐに薬剤を中止して全身性ステロイドを投与しなければなりません。

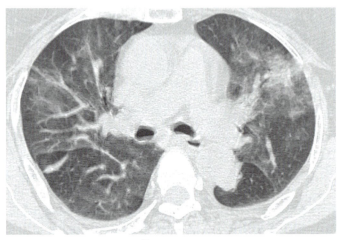

図5-8　イレッサ®による薬剤性肺障害の1例

6章 免疫・アレルギー性肺疾患

1. サルコイドーシス
    —— 謎の病気？
2. 好酸球性肺炎（EP）
    —— いわゆるアレルギー性肺炎その1
3. 過敏性肺炎（HP）
    —— いわゆるアレルギー性肺炎その2
   コラム：豊臣秀吉とサルコイドーシスの共通点

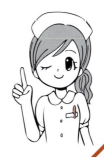

6章 免疫・アレルギー性肺疾患

1. サルコイドーシス

謎の病気？

サルコイドーシスとは

　サルコイドーシスなんて耳にしても，ピンとこない人のほうが多いと思います。患者さんでサルコイドーシスのことを知っていた人は，ゼロでした。ゼロですよ，ゼロ。一般的な認知度はほぼゼロに近いということです。そのため，医療従事者の多くもなんとなく **"謎の病気"** というイメージをもっている人が多いのではないでしょうか。

　ホニャララ「オーシス」と名前がついている医学用語は，いくつかあります。アルカローシス，アミロイドーシス，そしてサルコイドーシス。この語尾についている「オーシス」というのは「病的な状態」という意味を表すラテン語由来の用語です。パチンコ中毒になると，パチンコーシス。競馬中毒になると，ケイバオーシス。そんな感じです。サルコイドーシスという疾患は，じゃあサルコイドがからむ疾患ということでしょうか。ええ，その通りです。全身にサルコイドがたくさんできる疾患をサルコイドーシスと呼ぶのです。

　じゃあサルコイドって何なのよ，というハナシになります。サルコイドは，語源としては「肉のような」という意味です。かといって，焼肉中毒とかすき焼き中毒とか，そういうスーパーグルメな人を指すわけではありませんよ。ここでいう肉とは，肉芽腫のことです。みなさんは肉芽腫という言葉をご存知でしょうか。肉芽腫というのは，炎症細胞を免疫細胞・線維組織が取り囲んだカタマリです。ヒトは体内に異物を認識したとき，そ

158

1. サルコイドーシス　謎の病気？

れを排除できなければ隔離する手段に出ます。この隔離こそが肉芽腫です。どういうことかと言いますと，たとえばおなかに銃弾を浴びた兵士がいたとしましょう。この銃弾が摘出されなければ，銃弾は異物として体内に居続けることになります。しかし，身体にとってはこんな鉛の塊など邪魔モノに過ぎません。そこで，身体はその免疫応答によって，銃弾を免疫細胞（特にリンパ球）や線維組織でふんわりと包んでしまうのです。体内に保持しながら，隔離するということです。この隔離されたカタマリのことをざっくり肉芽腫と呼んでいます（銃弾はさすがに肉芽腫としては大きすぎるたとえですが）。正式には「にくがしゅ」と発音しますが，医師の9割以上は慣習的に「にくげしゅ」と呼んでいます。

　さて，原因不明の肉芽腫がたくさん体中にできるのがサルコイドーシスという疾患。実は"謎の病気"というイメージはあながち間違いではなく，サルコイドーシスの原因はいまだによくわかっていません[1]。ある種の病

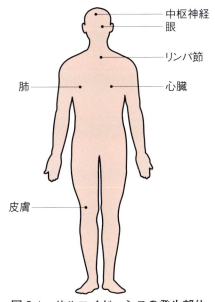

図6-1　サルコイドーシスの発生部位

原微生物が関与しているとか，ヒトの免疫システムの問題だとか，いろいろな説があります．原因不明の疾患なので，医療従事者にとってもわかりにくい疾患になっているのです．

　患者さんに説明する場合，**「炎症によるデキモノがたくさんできる病気」**や**「体にブツブツが増える病気」**といった感じで伝えることが多いです．

　主なサルコイドーシスの発生部位は，**図 6-1** に示した通りです．この中で頻度が多いのは眼，肺，皮膚，心臓あたりです．眼サルコイドーシスと肺サルコイドーシスが群を抜いて多いと思います．呼吸器病棟では肺サルコイドーシスが多いですね，そりゃそうだ．

　サルコイドーシスは 1 万人に 1 人いるかいないか，というくらい珍しい疾患ですが，呼吸器病棟に勤務していると年に 10 〜 20 人くらいは入院してくるのではないでしょうか．ほとんどが発見時無症状で，元気な患者さんが多いです．20 〜 40 歳くらいの患者さんが多いです．

Point

- サルコイドーシスは原因不明の肉芽腫が多発する疾患である
- サルコイドーシスは，眼，肺，皮膚，心臓に発症することが多い
- 発見時無症状で，若い患者さんが多い

サルコイドーシスの診断

　サルコイドーシスはおおまかな診断基準に加えて，臓器ごとに診断基準が策定されており，全部掲載するとエライこっちゃになってしまうので，割愛します．参考にしていただきたいのは，厚生労働省が指定難病の基準としている**表 6-1** です．多いよ！　読めないよ！　そうお思いの方，ご安心を！

1. サルコイドーシス 謎の病気？

表6-1 サルコイドーシスの指定難病基準

1. 組織診断群（確実）：（A）①，②のいずれかで2つ以上の臓器病変があるかあるいは（A）③の2項目以上が陽性であり，かつ（B）が陽性のもの。
2. 臨床診断群（ほぼ確実）：（A）①，②のいずれかで2つ以上の臓器病変があり，かつ（A）③の2項目以上が陽性のもの。

（A）臨床所見・検査所見
①胸郭内病変
(a) 胸部X線・CT所見（両側性肺門縦隔リンパ節腫脹，リンパ路に沿った肺野陰影，気管支・血管束病変，胸膜の変化など）
(b) 肺機能所見（% VC・DLco・PaO$_2$の低下）
(c) 気管支鏡所見（粘膜下血管の network formation，結節など）
(d) 気管支肺胞洗浄液所見（リンパ球の増加，CD4/8上昇）
(e) 心電図所見（房室ブロック，心室性不整脈，右脚ブロック，軸偏位，異常Q波など）
(f) 心エコー所見（心室中隔の菲薄化，局所的な左室壁運動異常または形態異常）
(g) ガドリニウム造影MRI所見（心筋の遅延造影所見）

②胸郭外病変
(a) 眼病変（肉芽腫性前部ぶどう膜炎，隅角結節，網膜血管周囲炎，塊状硝子体混濁など）
(b) 皮膚病変（結節型，局面型，びまん浸潤型，皮下型，瘢痕浸潤，結節性紅斑）
(c) 表在リンパ節病変（無痛性腫脹）
(d) 唾液腺病変（両側性耳下腺腫脹，角結膜乾燥，涙腺病変など）
(e) 神経系病変（脳神経，中枢神経障害など）
(f) 肝病変（肝機能異常，腹腔鏡上の肝表面の小結節など）
(g) 骨病変（手足短骨の骨梁脱落，囊胞形成など）
(h) 脾病変（脾機能亢進に伴う汎血球減少，脾腫，巨脾など）
(i) 筋病変（腫瘤，筋力低下，萎縮など）
(j) 腎病変（腎機能異常，持続性蛋白尿，高カルシウム血症，結石など）
(k) 胃病変（胃壁肥厚，ポリープなど）

③検査所見
(a) 両側性肺門リンパ節腫脹
(b) 血清ACE上昇または血清リゾチーム上昇
(c) 血清可溶性インターロイキン2受容体上昇
(d) ^{67}Ga-citrate シンチグラム集積像陽性（リンパ節，肺など）またはFDG/PET集積像陽性（心など）
(e) 気管支肺胞洗浄液のリンパ球増加，CD4/8上昇

（B）病理組織学的所見
類上皮細胞からなる乾酪性壊死を伴わない肉芽腫病変
生検部位（リンパ節，経気管支肺生検，気管支壁，皮膚，肝，筋肉，心筋，結膜など）。

6章

免疫・アレルギー性肺疾患

6章 免疫・アレルギー性肺疾患

　サルコイドーシスの診断について覚えておきたいのは，**2つ以上の臓器にサルコイドーシスの病変があることが必須**なんです。そう，1臓器の病変だけではダメなのです。つまり，肺サルコイドーシスとして紹介された患者さんであっても，眼や皮膚など他の臓器にもサルコイドーシスの病変が必要なのです。これはすごく大事なことなので覚えておいてくださいね。そのため，本当はサルコイドーシスだけど，他の臓器に異常がないからサルコイドーシス疑いとされている患者さんも結構多いです。

　呼吸器科では具体的にどうやってサルコイドーシスの診断をしているかと言いますと，ズバリ気管支鏡検査です。気管支鏡検査では経気管支肺生検，気管支肺胞洗浄といった検査を行います。肺生検で採取した肺の検体では，上記の肉芽腫が顕微鏡で観察されます。気管支肺胞洗浄液では，サルコイドーシスで過剰に発現している免疫細胞のリンパ球が多くなります。

　これだけしっかり診断基準があるのにもかかわらず，いまだに原因がわかっていないという摩訶不思議な疾患。

　さて，呼吸器病棟にお勤めの皆さんには是が非でも覚えていただきたいサルコイドーシスの胸部レントゲン写真所見があります。それが **BHL (Bilateral hilar lymphadenopathy)** です。化粧品メーカーの DHC でも旅行会社の HIS でもありません，ビーエイチエルです。日本語に直すと，両側肺門リンパ節腫大という意味です。実は，呼吸器科では BHL を呈する疾患はサルコイドーシスくらいしかありません。悪性リンパ腫や結核性リンパ節炎なども鑑別に入れなければならないのですが，元気な患者さんが BHL を呈していたら大概サルコイドーシスです。胸部レントゲン写真で BHL をどうやって判断するかというと，私の胸部レントゲン写真と比較して解説しましょう。**図 6-2** の左側が私の胸部レントゲン写真，右側がサルコイドーシスの患者さんの胸部レントゲン写真です。矢印の部分，ボコっと出ているところが BHL です。ここには正常ならば胸部レントゲン写真では同定できないくらい小さなリンパ節があるのですが，サルコイドーシスの患者さんではここがボコっと突出していることが多いです。

162

1. サルコイドーシス　謎の病気？

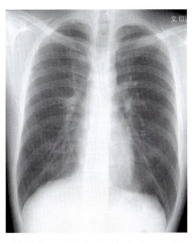
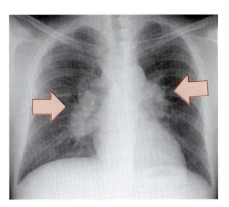

図 6-2　正常の胸部レントゲン写真（左）とサルコイドーシスの BHL（右）

Point
- サルコイドーシスは 2 つ以上の臓器に病変を有する場合に診断される
- サルコイドーシスでは胸部レントゲン写真上 BHL が見られることがある

サルコイドーシスの治療

　サルコイドーシスにはこれぞという治療法はありません。というのも，無症状であることが多い上，自然軽快するケースも結構多いためです。診断がついても，ほっておいたらいつの間にか BHL がなくなった，なんて患者さんもいます。
　一部の重症の患者さん，たとえば肺に多彩な陰影を呈してゴホゴホと咳をしているような場合にはステロイドや免疫抑制剤の治療が導入されることもあります[2]。ただし，そういった重症例の場合，どう治療してもあまりスカッとよくなることは多くありません。

- サルコイドーシスの中には自然治癒するケースもあるが，重症例にはステロイドや免疫抑制剤が用いられる

サルコイドーシスの注意点

　サルコイドーシスの患者さんで注意したいのは，眼と心臓のサルコイドーシスです。眼サルコイドーシスはひどいケースでは視力障害を起こすこともあります。個人的には失明までいたったケースには出会ったことはありませんが，長らく後遺症を残す例もあります。そのため，「目が見えにくくないか，視力に異常はないか」という点をつぶさに観察しないといけません。また，心サルコイドーシスでは，かなりまれですが不整脈によって急死することがあります。そのため，心サルコイドーシスを合併しているケースでは，房室ブロックなど致死的になりうる不整脈がないかどうかチェックする必要があります。

　肺サルコイドーシス自体は，QOLに大きな影響を与えることはありません。

- サルコイドーシスの患者さんでは，視力障害や不整脈に注意しなければならない

1. サルコイドーシス 謎の病気？

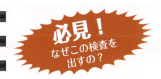

ACE，血清可溶性インターロイキン2受容体

　サルコイドーシスの診断基準をながめていると，ACE だの血清可溶性インターロイキン2受容体だのよくわからない検査項目があります。サルコイドーシスを診療する上で，これら2つの血液検査は実はとても重要な項目なのです。

　ACE というのはアンジオテンシン変換酵素を英語にしたものです。サルコイドーシスの病勢が強いケースではこの数値がかなり高くなることが知られています[3]。正常は20IU/L以下くらいですが，サルコイドーシスの患者さんでは40～60IU/L以上になることも。この ACE は，サルコイドーシスの肉芽腫にある類上皮細胞などから分泌されているのではないかと考えられています。

　血清可溶性インターロイキン2受容体。長ったらしいので sIL-2R と略します。この sIL-2R，悪性リンパ腫の患者さんではグンと上昇することが知られていますが，実はサルコイドーシスでも上昇するのです。リンパ球がかかわる疾患では大きく上昇することがあり，サルコイドーシスを疑った患者さんでもルーチンに測定しています。悪性リンパ腫との鑑別はこの検査項目ではできないので，やはり病理学的な診断が重要です。正常では1,000U/mLを超えることはあまりありません。サルコイドーシスや悪性リンパ腫の場合，大きく上昇することがしばしばあります[4]。

6章 免疫・アレルギー性肺疾患

6章 免疫・アレルギー性肺疾患

参考文献

1) Moller DR, et al. What causes sarcoidosis? Curr Opin Pulm Med. 2002 Sep; 8 (5) : 429-434.
2) Baughman RP, et al. New treatment strategies for pulmonary sarcoidosis: antimetabolites, biological drugs, and other treatment approaches. Lancet Respir Med. 2015 Oct; 3 (10) : 813-822.
3) Studdy PR, et al. Serum angiotensin converting enzyme in sarcoidosis--its value in present clinical practice. Ann Clin Biochem. 1989 Jan; 26 (Pt 1) : 13-18.
4) Grutters JC, et al. Serum soluble interleukin-2 receptor measurement in patients with sarcoidosis: a clinical evaluation. Chest. 2003 Jul; 124 (1) : 186-195.

2. 好酸球性肺炎（EP）

いわゆるアレルギー性肺炎その1

好酸球性肺炎（EP）とは

　好酸球性肺炎。私たち呼吸器内科医は EP（Eosinophilic pneumonia）と呼びます。イーピーです。カワイイ宇宙人の映画のタイトルではないですよ，念のため。EP には，急性好酸球性肺炎と慢性好酸球性肺炎の2種類がありますが，9割以上が**慢性好酸球性肺炎（Chronic eosinophilic pneumonia：CEP）**なので，ここでは慢性を主体に記載させていただきます。

　さて，EP はその名の通り好酸球が関与する肺炎です。好酸球はどういうときに出動する白血球かおわかりですね？　そう，アレルギーのときです。そのため，EP の患者さんには「アレルギー性の肺炎です」とお伝えしています。

　実は，アレルギー性の肺炎には，この EP と次の項目で説明する過敏性肺炎の2種類があります。明らかに肺に好酸球が浸潤するアレルギー性の肺炎を FP，有機物の吸入によって起こるアレルギー性の肺炎を過敏性肺炎と呼びます。厳密な違いがわからない人も多いと思うので，呼吸器専門医でなければあまり気にしなくてもよいでしょう。バターとマーガリンのような差だと思ってください。

　さて，EP の問題は，何がアレルゲンなのかわからないことが多いということです。私もこれまで原因がこれぞと同定できた例はあまり多くなく，ほとんどが原因不明の発症です。典型的には，肺炎疑いで来院される患者

6章 免疫・アレルギー性肺疾患

さんが多く、胸部レントゲン写真や胸部 CT 写真では市中肺炎に似た像を呈します。厳密には後述するように、ちょっと市中肺炎の像とは違うんですけどね。

頻度は低いのですが、EP に寄生虫が関与していることもあります。寄生虫に感染すると好酸球が上がることが多いのです。肺に移行する寄生虫では、あたかも EP のような臨床像を呈することもあります。

Point
- EP はアレルギーによって肺に好酸球が増えた肺炎である
- アレルギーが関与する肺炎として、他に過敏性肺炎がある

好酸球性肺炎（EP）の診断

EP は、その名の通り、好酸球が肺にたくさん増える疾患です。そのため、気管支鏡検査における気管支肺胞洗浄液で好酸球が高いことを証明すれば診断 OK。具体的な診断基準は、いろいろな意見がありますが**表 6-2** に挙げるように、肺にカゲがあって好酸球が高ければまず間違いなく EP と考えてよいでしょう。

表 6-2 慢性好酸球性肺炎（CEP）の診断基準[1]

1. 胸部画像上、肺の外側優位の浸潤影がみられる
2. 末梢血好酸球 ≧ 1,000/μL または気管支肺胞洗浄液中好酸球 ≧ 40%
3. 全身症状や呼吸器症状が 2 週間を超えて続く
4. 薬剤、寄生虫、アレルギー性気管支肺真菌症、血管炎などの原因の明らかな好酸球性肺疾患がないこと

EP の胸部画像所見が市中肺炎のそれと異なるのは、その陰影がレースのように繊細なカゲになることが多い点です。なんと言いますか、市中肺炎みたいに体育会系のドヤ！ という陰影ではなく、自信のない文科系の

2. 好酸球性肺炎（EP） いわゆるアレルギー性肺炎その1

ような陰影になることが多いです。え？　そんなたとえわからない？　実際の胸部CT写真（**図6-3**）を見てみましょう。市中肺炎の胸部CT写真は，刷毛（はけ）で撫でたようなベタっとしたカゲになることが多い一方で，EPの胸部CT写真は鉛筆でうすく色を塗ったような，うすい陰影になることが多いです。前者を体育会系の陰影，後者を文科系の陰影と呼んでいます。ウソです。これは，私の勝手なたとえです。とにかく，EPの胸部CT写真は，どういうわけか陰影が非常にうすくなるのです。しかもこのEPの陰影は移動するのです。おそらくアレルギーに反応する部位が，そのときどきで変わるからでしょうね[2]。

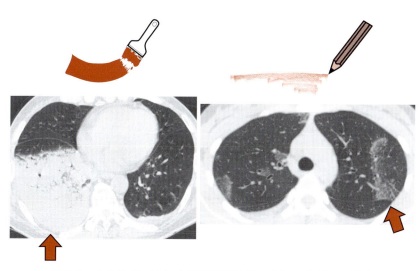

図6-3　市中肺炎（左）と好酸球性肺炎（右）の胸部CT写真

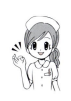

Point
- EPは呼吸器症状と肺炎像があって血液検査や気管支肺胞洗浄液で好酸球が上昇しておれば診断できる
- EPは市中肺炎のように濃い陰影にはならず，薄い陰影になる

169

6章 免疫・アレルギー性肺疾患

好酸球性肺炎（EP）の治療

　EP の治療はステロイドです。もちろん，原因がわかっていれば，その原因を回避することでよくなることもありますが，強い好酸球性の炎症を起こしてしまうとなかなかよくならないため，短期的にでも全身性にステロイドを投与したほうがよいと思います。

　具体的には，プレドニゾロン（プレドニン®）を点滴あるいは内服で投与します。多くは 1 〜 2 週間くらいで軽快します。治療期間はステロイドを漸減しながら 3 か月程度続ければ OK です[3]。ただ，この EP。再発が多いのが懸念です。ステロイドをやめても，また半年後とかに再発することもあるのです。おそらく何かしらの外的な因子がふたたび EP を起こしているのだとは思うのですが，なかなか原因が同定できないと何度も EP を繰り返すことになります。

Point

- EP の治療は全身性のステロイドである
- EP は再発が多い

170

2. 好酸球性肺炎（EP） いわゆるアレルギー性肺炎その1

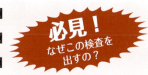

気管支肺胞洗浄（BAL）

　気管支鏡検査。呼吸器内科医もできれば受けたくないと思う検査です。まぁ，内視鏡を受けたいなんていう人はそもそもいないんですけどね。気管支鏡検査は，カメラを突っ込んではいオシマイ，という簡単なものではありません。観察，生検，洗浄……，やらなければいけない検査はたくさんあります。

　EPの検査では，気管支肺胞洗浄という検査が重要です。私たちは，気管支肺胞洗浄のことを簡略化してBALと呼んでいます。バル，バル。聞いたことありませんか？　このBALは，肺に出現したカゲの正体が一体どういう細胞成分で構成されているのかを調べる検査です。具体的には生理食塩水150mLを注入して，回収した液体の成分を調べます。

　たとえば，回収した液体が真っ赤だったら，肺胞出血を疑います。血液成分がどんどん回収されるなんて異常ですもんね。回収した液体がトンコツスープみたいな白濁した液体だったら，肺胞蛋白症を疑います。これは，肺胞で異常にタンパクがつくられる病気です。同様に，回収した液体の中にたくさんの好酸球があれば，EPを疑います。EP以外にも，後述するアレルギー性気管支肺アスペルギルス症でも好酸球がたくさん検出されます。このように，BALという検査は回収した液体の成分を調べることで，どういう疾患かアタリをつけることができるのです。

　明らかに肺がんを疑っているケースの気管支鏡では，BALを実施する必要はありません。BALはがんの診断にはあまり役に立ちません。

6章 免疫・アレルギー性肺疾患

参考文献

1) Marchand E, et al. Idiopathic chronic eosinophilic pneumonia and asthma: how do they influence each other? Eur Respir J. 2003 Jul; 22 (1) : 8-13.
2) Marchand E, et al. Idiopathic chronic eosinophilic pneumonia. A clinical and follow-up study of 62 cases. The Groupe d' Etudes et de Recherche sur les Maladies "Or-phelines" Pulmonaires (GERM "O" P) . Medicine (Baltimore) . 1998 Sep; 77 (5) : 299-312.
3) Oyama Y, et al. Efficacy of short-term prednisolone treatment in patients with chronic eosinophilic pneumonia. Eur Respir J. 2015 Jun; 45 (6) : 1624-1631.

3. 過敏性肺炎（HP）

いわゆるアレルギー性肺炎その2

過敏性肺炎（HP）とは

　好酸球性肺炎がイーピー（EP）なら，**過敏性肺炎はエイチピー（Hypersensitivity pneumonitis：HP）**と呼びます。過敏性肺炎と正式名称で呼ぶ呼吸器内科医はまれで，ほとんどの人がHPと呼んでいます。EPもHPもアレルギー性の肺炎なのですが，少しその内容には差があります。EPの項目（**167ページ**）で述べたように，バターとマーガリンの差くらいなのですが，乳製品の専門家にとってそれらは大きな違いですよね。そのため，呼吸器内科医にとってはEPとHPは同じアレルギー性の肺炎とはいえ，まったくもって違う疾患概念なのです。

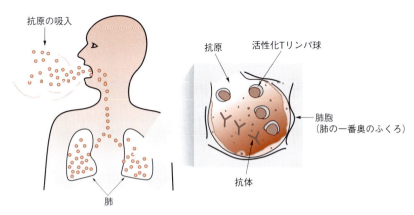

図6-4　過敏性肺炎（http://www.jrs.or.jp/modules/citizen/index.php?content_id = 16）

6章 免疫・アレルギー性肺疾患

　EPは，身体に入った何らかの物質によって**好酸球**が肺で暴れるタイプのアレルギー性肺炎です。一方，HPは繰り返し有機物を吸い込んでいるうちに**リンパ球やある種の抗体**によって過剰な反応を示すようになり（感作），その後に同じ抗原を吸入することで，肺にアレルギー性の肺炎を起こすものです。主役が少し違うんですね。そのため，同じカビを吸ってもEPになる人もいれば，HPになる人もいるかもしれません。

　HPのうち，日本人としてぜひとも知っておきたいのが，**夏型HP**です。夏型HPなんて書くと，なんか流行りのファッション用語みたいな感じがしますが，夏型HPにかかった人はそんな悠長なことを言っておられません。何せ，しんどい病気なんですから。日本では，特に梅雨の時期，木造家屋で**トリコスポロン**という真菌が増えます。なんかカワイイ名前ですが，呼吸器内科医にとっては全然かわいくありません。これは，高温多湿環境で増えるとされる真菌です。トリコスポロンに対して感作されたHPのことを，夏型HPと呼びます[1]。そのため，日本ではHPといえば主に夏型HPのことを指します。アスペルギルスやクリプトコッカスのような肺真菌症としてトリコスポロンが有名でないのは，トリコスポロンそのものの病原性はさほど大きくないためです。ただ，アレルギー疾患で活躍する，ちょっと一風変わった天邪鬼な真菌なのです。

Point
- HPはリンパ球や抗体が関与するアレルギー性の肺炎である
- HPのうち，日本ではトリコスポロンによる夏型HPが多い

過敏性肺炎（HP）の診断

　HPの診断はどうすればよいでしょう。まずは診断基準を見てみましょう（**表6-3**）。ジー……。多い！！　診断基準が多すぎるよ！　うーむ，確かに多いですよね。どれだけ細かい基準なんだ，と匙を投げたくなります。重要なところに**赤字**をつけました。

3. 過敏性肺炎（HP） いわゆるアレルギー性肺炎その2

表6-3　過敏性肺炎の手引きと診断基準（厚生省特定疾患・びまん性肺疾患調査研究班，1990）

Ⅰ．**臨床像**（臨床症状・所見1）〜4）のうちいずれか2つ以上と，検査所見1）〜6）のうち1）を含む2つ以上の両者を同時に満足するもの）
　1．臨床症状・所見
　　1）せき　2）息切れ　3）発熱　4）捻髪音ないし小水泡性ラ音
　2．検査所見
　　1）胸部X線像にてびまん性散布性粒状陰影（注：病初期には異常陰影を認めないことがある）
　　2）拘束性換気機能障害
　　3）PaO_2の低下
　　4）赤沈値促進，好中球増加，CRP陽性のいずれか1つ
　　5）気管支肺胞洗浄液のリンパ球の増加
　　6）ツベルクリン反応の陰性化

Ⅱ．**発症環境**（1〜5のいずれか1つを満足するもの）
　1．夏型過敏性肺炎は夏期（4〜10月）に，高温多湿の住宅で起こる
　2．鳥飼病は鳥の飼育や羽毛と関連して起こる
　3．農夫病はかびた枯れ草の取り扱いと関連して起こる
　4．空調病，加湿器肺はこれらの機器の使用と関連して起こる
　5．有機塵挨抗原に曝露される環境での生活歴
　　（注：症状は抗原曝露4〜8時間して起こることが多く，環境から離れると自然に軽快する）

Ⅲ．**免疫学的所見**（(1)，2）のうち1つ以上を満足するもの）
　1）抗原に対する特異抗体陽性
　2）特異抗原によるリンパ球幼若反応陽性
　　（注：症状は抗原曝露4〜8時間して起こることが多く，環境から離れると自然に軽快する）

Ⅳ．**吸入誘発試験**（(1)，2）のうち1つ以上を満足するもの）
　1）特異抗原吸入による臨床像の再現
　2）環境曝露による臨床像の再現

Ⅴ．**病理学的所見**（(1)〜3）のうちいずれか2つ以上を満足するもの）
　1）肉芽腫形成
　2）胞隔炎
　3）Masson体

【診断基準】
確実：Ⅰ，Ⅱ，ⅣまたはⅠ，Ⅱ，Ⅲ，Ⅴを満たすもの
強い疑い：Ⅰを含む3項目を満たすもの
疑い：Ⅰを含む2項目を満たすもの

6章

免疫・アレルギー性肺疾患

6章 免疫・アレルギー性肺疾患

　まず，胸部画像検査から見てみましょう。胸部レントゲン写真ではわかりにくい陰影になることが多いので，ここはやはり胸部 CT 検査です。5 倍くらいに拡大した写真も提示します。

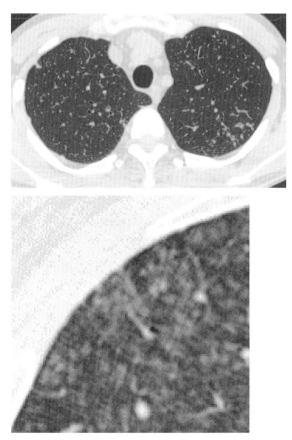

図 6-5　HP の胸部 CT 写真

　拡大しないとわかりにくいですが，肺の中にツブツブがたくさんあることがわかります。これが過敏性肺炎の特徴です。同じアレルギー性肺炎の EP にはこのようなツブツブはみられません。このツブツブは，アレルギーに反応して肉芽腫をつくっている像を反映していると言われています。肉

芽腫についてはサルコイドーシスのところでも登場しましたね（**158 ページ**）。異物をふんわりと包み込む，アレです。

　気管支肺胞洗浄液のリンパ球の増加。気管支肺胞洗浄，通称 BAL。これについては EP の項目で述べました（**171 ページ**）。気管支を生理食塩水 150mL でジャバジャバ洗う検査です。EP では回収した液体にたくさん好酸球が観察されますが，HP ではリンパ球が増えます。これは，それぞれ主役となる免疫細胞が異なるからですよね。HP で気管支鏡を実施するときは，この BAL に加えて，肺生検も行います。肺生検を行うと，吸入した有機物を取り込んだ肉芽腫が見えるはずです。

　HP の患者さんの血液検査で重要なものとして，**抗トリコスポロン抗体**があります。診断基準にある**抗原に対する特異抗体陽性**という項目です。日本では，特に梅雨の時期は夏型 HP が多いので，トリコスポロンに対して抗体があるかどうかは非常に重要です。

Point

- EP の胸部 CT 写真は，ツブツブが見える
- EP の BAL ではリンパ球が増加し，血清抗トリコスポロン抗体が陽性になることがある

慢性型の過敏性肺炎（HP）がある？

　HP には，**慢性過敏性肺炎（Chronic hypersensitivity pneumonitis：CHP）**という慢性型の病態があります。要は，何度も何度も HP を繰り返しているうちに，肺がボロボロになってしまった患者さんのことです。これにも診断基準がありまして，以下の**表 6-4** を用いて診断していることが多いです。

　CHP はもとには戻らないことが多く，進行すると特発性肺線維症（IPF）のように予後不良の疾患にその姿を変えてしまいます。

表 6-4 慢性過敏性肺炎（CHP）の診断基準

1. 環境誘発試験あるいは抗原吸入誘発試験で陽性
2. 組織学的に線維化が観察される（肉芽腫の有無は問わない）
3. 胸部 HRCT で線維化所見と蜂巣肺が観察される
4. 呼吸機能の拘束性障害が 1 年以上にわたって進行性である
5. 過敏性肺炎と関連した症状が 6 ヶ月以上続く
6. 当該抗原に対する抗体あるいはリンパ球増殖試験が陽性

（1 あるいは 6）＋（2 あるいは 3）＋（4 あるいは 5）の 3 項目以上で慢性過敏性肺炎と診断

（文献 2 より引用）

Point

- HP には慢性型の CHP が存在する

過敏性肺炎（HP）の治療

　HP の治療はステロイドではありません。もちろん重症例にはステロイドを使うこともありますが，基本的に外的に吸入する有機抗原を避ければよいことがわかっており，HP の治療といえば「**抗原回避**」というのがセオリーです[3]。

　たとえば，カビの業務に携わっている人は，その職場から配置転換をお願いする。自宅の木造建築のカビが原因なら，家をクリーニングあるいはリフォームする。……って，そんなの現実的になかなかうまくいかないよ！というケースは多いです。

「職場が原因なので転職してください」

「家が原因なので家を建て替えてください」

　こんなことを笑顔でアドバイスしたら，患者さんから鉄拳が飛んでくるかもしれませんよ。

3. **過敏性肺炎（HP）** いわゆるアレルギー性肺炎その2

そのため，**できる限り抗原を避ける**という落としどころを探す患者さんが多いです。患者さんの社会生活がある程度守れる状態で，できるだけ抗原を回避するよう努めましょう。ちなみに，庭に大量に飛来するハトのフンが原因と思われたHPの患者さんで，庭の大木を切り倒したというツワモノ患者さんもいました。もちろん，そこまでやらなくてもよいですよ。

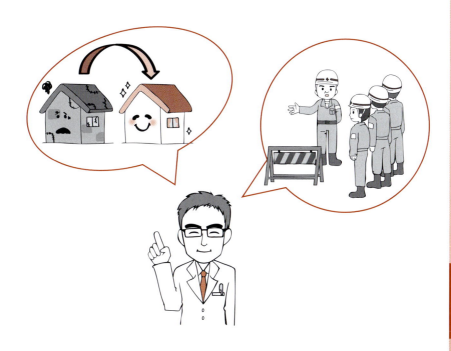

6章 免疫・アレルギー性肺疾患

- HPの治療は抗原回避である
- 完全に抗原が回避できる例は多くなく，できる限り避けるというスタンスが望ましい

参考文献
1) Ando M, et al. Summer-type hypersensitivity pneumonitis. Intern Med. 1995 Aug; 34 (8) : 707-712.
2) Yoshizawa Y, et al: Chronic hypersensitivity pneumonitis in Japan: a nationwide epidemiologic survey. J Allergy Clin Immunol. 1999 Feb; 103 (2 Pt 1) : 315-320.
3) Costabel U, et al. Chronic hypersensitivity pneumonitis. Clin Chest Med. 2012 Mar; 33 (1) : 151-163.

3. 過敏性肺炎（HP） いわゆるアレルギー性肺炎その2

コラム：豊臣秀吉とサルコイドーシスの共通点

　さて，問題です。豊臣秀吉（図6-6）とサルコイドーシスの共通点は何でしょうか？　ええっ，まったく無縁のこの2つが，どう関係しているのでしょうか。

　実は，サルコイドーシスはその病名の長さから，よく学会や研究会などでは「サル」と省略されて呼ばれることがあるのです。もちろん，日本だけの話です。たとえば，心臓サルコイドーシスは「心サル」といった感じ。

　豊臣秀吉は，その風貌から「サル」と呼ばれていた歴史上の人物です。織田信長がそう呼んでいたということが知られていますが，実は信長は秀吉のことを「サル」と呼んでいませんでした。どうやら，「ハゲネズミ」と呼んでいたそうです。サルよりひどい……。信長以外の人は「サル」と呼んでいた史料もあります。

　というわけで，両方とも「サル」と呼ばれている，が正解でした。

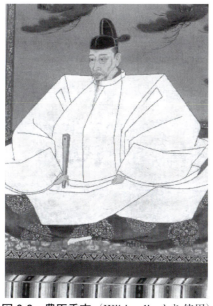

図6-6　豊臣秀吉（Wikipediaより使用）

7章 その他

1. じん肺
    ── 職業歴で一発診断？
2. 閉塞性睡眠時無呼吸（OSA）
    ── 運転手にとって致命的疾患
    コラム：CPAP療法をすると太る？
3. 肺高血圧症
    ── 溺れるような呼吸の苦しみ
4. 急性呼吸窮迫症候群（ARDS）
    ── 最も重篤な呼吸器疾患
5. 気　胸
    ── なぜ肺がしぼむ？

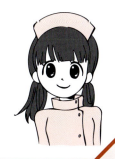

7章 その他

1. じん肺

職業歴で一発診断？

じん肺とは

じん肺のじんは「塵」と書きます。チリという意味ですね。じゃあ最初から塵肺と書けばいいじゃんと思われる方もいるでしょうが，日本の法律上はじん肺という表記法が正しいので，これに準じて記載します。別に漢字でもいいんですけどね。

じん肺とは，「粉塵を吸入する事によって肺に生じた繊維増殖性変化を主体とする疾病」と定義されています。要は，吸い込んだ粉塵によって，肺に何らかの異常が起こるものということです。吸い込んだものが有機粉塵の場合，過敏性肺炎（☞ **173ページ**）になりますので，広い視野でみれば，過敏性肺炎もじん肺の一種と言えるのかもしれません。ただ，私たちがじん肺と呼んでいるものは，基本的に無機粉塵です。鉄やアルミニウムなどの金属，トンネル工事やがれき除去など，無機物の粉塵のことです。

さて，じん肺の種類を見てみましょう。**表7-1**のような種類があります。うわー！　かなり多いですね。この中で有名なのは，**珪肺**と**石綿肺**です。珪肺は，トンネル・岩石・炭鉱の採石・掘削・加工，セメント製造業などによる遊離珪酸曝露から10年以上を経て発症するじん肺で，私たちが臨床でよく遭遇するのも珪肺です。現場でバリバリ働いている人に発症しやすいじん肺です。石綿肺は**150ページ**にも書いたように，悪性胸膜中皮腫の原因にもなりうるじん肺です。

1. じん肺　職業歴で一発診断？

表 7-1　じん肺の種類

疾患名	原因
珪肺	遊離珪酸（石英，珪石）
慢性単純性珪肺	
加速性珪肺	
複雑性珪肺	
急性珪肺	
石綿肺	石綿（アスベスト）[クリソタイル，クロシドライト，アモサイト，アンソフィライト，トレモライト，アクチノライト]
炭鉱夫肺	石炭粉塵と遊離珪酸
溶接工肺	酸化鉄
金属ヒューム熱	金属ヒューム（金属蒸気の凝集物）
ベリリウム肺	酸化ベリリウム
アルミニウム肺	アルミニウム
インジウム肺	インジウム
超硬合金肺	コバルト，タングステン
レアアース肺	セリウム，ランタン

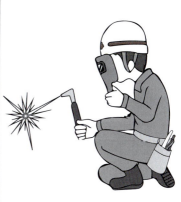

 Point

- じん肺は粉塵を吸入することによって肺に生じた繊維増殖性変化を主体とする疾病である
- じん肺では，珪肺，石綿肺が代表的である

7章 その他

じん肺の診断

　さて，じん肺には診断基準はありません。じん肺のリスクになるような職歴があり，肺に陰影があった場合に総合的に診断されるものです。じん肺には法律やその他補償がからむため，主治医が「こりゃ，じん肺だ！」と診断しても認可がおりなければじん肺と認められないこともあります。

　じん肺は，胸部レントゲン写真や胸部 CT 写真などの胸部画像検査が重要です。じん肺のリスクとなる職歴があって，なおかつ肺内に陰影があればじん肺の可能性が高いためです。じん肺がどういった画像になるかといいますと，たくさんの粒状影が見えます（図 7-1）。しかも，1 つ 1 つがクリっとした粒状影になることが多い[1]。胸部 CT 検査で細かく観察してみると，縦隔条件（骨などが白く見える）を見てみると，その粒状影の 1 つ 1 つが白くなっていることが多いです。これは，石灰化を反映したものです。時間の経過した肺の陰影は，鍾乳洞のように粉塵そのものや体内のカルシウムが長年蓄積し，それが骨のように白くなって見えるのです。

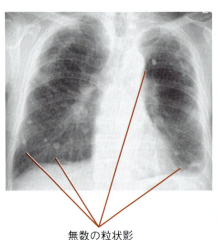
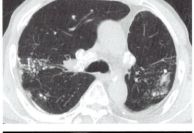
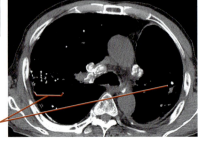

無数の粒状影

縦隔条件で白くなる
（石灰化）

図 7-1　じん肺の胸部画像

じん肺は，年単位の疾患ですから。

　じん肺と診断された場合は，重症度を診断するためにいろいろな検査が必須です。特に呼吸機能検査は，その程度によって区分が変わります。

Point
- じん肺は胸部画像上，たくさんの粒状影が観察される
- じん肺は長期間の罹患を反映して，石灰化することが多い

じん肺の治療

　残念ながらじん肺を根治させる治療法はありません。肺の奥にまで入り込んだ粉塵が沈着し，それに反応して肺に炎症を起こしている状態なので，肺を取らない限り根治はできないでしょう。肺の中に広範囲に広がっているため肺を取ってしまうなんてマネはできないわけですから，じん肺とは今後も長い間付き合っていかなくてはいけません。

　じん肺に付随した疾患，たとえば続発性気管支炎や喘息の場合，吸入薬などで症状の緩和をはかることは可能です。しかし，これはじん肺そのものの治療ではありません。

　肺移植という手段がありますが，じん肺の患者さんで肺移植にまでいたるケースはきわめてまれです。

Point
- じん肺には根治的な治療法はなく，長年付き合っていかねばならない

7章 その他

じん肺の注意点

　じん肺を疑った患者さんでは，合併症に注意しなければなりません。悪性胸膜中皮腫のところ（**150ページ**）でも記載したように，じん肺は**悪性腫瘍のリスク**と言われています。石綿は悪性胸膜中皮腫のリスクであり，その他のじん肺も肺がんのリスクです（ただし石綿が最も肺がんのリスクが高いものとして有名[2]）。そのため，じん肺の陰影が多数あったとしても，明らかにグングンと増大している陰影があれば，肺がんなどの悪性疾患の発生を疑わないといけないのです。

　また，気管支炎や喘息を起こすこともあり，ぜえぜえとした呼吸をしていないかどうか観察が必要です。一般的な喘息患者さんより効きは悪いですが，吸入薬を用いて症状をコントロールすることもあります。

　こういった合併症は，労災補償にも深くかかわるものなので，医療従事者はこれらについて注意を払わねばなりません。

Point

- じん肺に悪性腫瘍などを合併していないかどうか注意すべきである

参考文献
1) Arakawa H, et al. Silicosis: expiratory thin-section CT assessment of airway obstruction. Radiology. 2005 Sep; 236（3）: 1059-1066.
2) Markowitz SB, et al. Asbestos, asbestosis, smoking, and lung cancer. New findings from the North American insulator cohort. Am J Respir Crit Care Med. 2013 Jul 1; 188（1）: 90-96.

2. 閉塞性睡眠時無呼吸（OSA）

運転手にとって致命的疾患

閉塞性睡眠時無呼吸（OSA）とは

　睡眠時無呼吸症候群（SAS）という病名を聞いたことがない人はいないでしょう。睡眠中に呼吸がピタっと止まってしまう疾患です。日常臨床で遭遇する SAS のほとんどが，上気道の閉塞によって起こるため，現在は閉塞性睡眠時無呼吸（OSA）と呼ぶのが一般的です。典型的には肥満の人の舌根が沈下して，大きないびきと無呼吸を繰り返す病態です（**図7-2**）[1]。病棟勤務の人は，患者さんで OSA のような症状を呈する人を何度か見たことがあるはずです。え？　私もいびきをかく？　うーむ，それはちょっと調べてもらったほうがよいかもしれませんね。私が「こりゃ OSA を調べないといけないな」と思うのは，極度の肥満の人，日中の眠

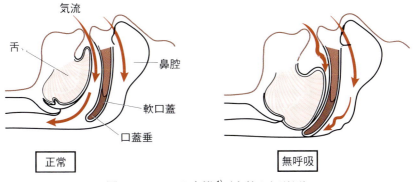

図 7-2　OSA の病態[1]（文献より引用）

7章 その他

気がある人，強いいびきを指摘された人です。

OSA の恐ろしいところは，運転業務に就いている患者さんで致命的になりうるということです。時折ニュースで，「居眠り運転で事故を起こし……」という報道を耳にすることがあると思いますが，その一部には OSA の患者さんが含まれていると思います。自分だけでなく他人もケガをさせないために，OSA は治さなければいけません。また，OSA を放置していると，将来心筋梗塞や脳卒中のリスクを高くすることが知られています。もちろん，肥満の状態もそれらのリスクを助長します。そのため，肥満かつ OSA の人は今すぐ何とかしないといけません！

Point
- OSA は睡眠時に舌根が沈下することで気道を閉塞する疾患である
- OSA は心血管系疾患のリスクを上昇させる

閉塞性睡眠時無呼吸（OSA）の診断

OSA の診断は，まずエプワース睡眠尺度（**表 7-2**）をつけることから始まります。みなさんもチェックしてみてください。何点になりますか？

え？　10 点？　今すぐ病院へ行きなさい！　このスケールは，5〜6 点以上あると OSA のリスクが高いとされており，もう一歩踏み込んで検査を受けたほうがよいとされています。

2. 閉塞性睡眠時無呼吸（OSA） 運転手にとって致命的疾患

表7-2　エプワース眠気尺度（Epworth Sleepiness scale）

		眠くなることはめったにない	ときどき眠くなる	眠くなることが多い	いつも眠くなる
1	座って読書をしている時	0	1	2	3
2	テレビを見ている時	0	1	2	3
3	人が大勢いる場所（会議の席や劇場/映画館など）で，じっと座っている時	0	1	2	3
4	他人が運転する車に，休憩なしで1時間ほど乗っている時	0	1	2	3
5	午後，横になって休憩している時	0	1	2	3
6	座って人と話をしている時	0	1	2	3
7	昼食後，静かに座っている時（飲酒はしていないものとする）	0	1	2	3
8	自分で車を運転中に，交通渋滞などで2〜3分停車している時	0	1	2	3

0〜5点：日中の眠気少ない　　　　　　　　　　　（文献2より引用）
6〜10点：日中軽度の眠気あり
11点以上：日中の強い眠気あり

※眠気があることに慣れてしまってスコアが低く出ることもある。

　一歩踏み込んだ検査というのは，**アプノモニター**や**ポリソムノグラフィ**といった検査のことです。これは，簡単に言うと，寝ているときに装置をつけて，無呼吸がどのくらいあるかを調べるものです。アプノモニターは簡易式で，ポリソムノグラフィは仰々しい装置をつけなくてはいけません。デリケートな人は，ポリソムノグラフィをつけて寝るのは至難の業かもしれません。

　一連の検査によって，次ページの診断基準（**表7-3**）に基づいてOSAの診断をくだします。

7章

その他

7章 その他

表7-3 OSAの診断基準（The International Classification of Sleep Disorders, 2nd edition：ICSD-2）

診断基準：AとBとDを満たす，もしくはCとDを満たす
A 少なくとも以下の1項目に該当する。 i 覚醒中に不意に眠り込むこと，日中の眠気，熟睡感がない，倦怠感，または不眠の主訴がある ii 呼吸停止，あえぎ，あるいは窒息感により目覚める iii ベッドパートナーによる，患者の大きないびき，呼吸停止，またはその両方の報告
B ポリソムノグラフィによる所見 i 1時間に5回以上の呼吸イベント（無呼吸，低呼吸，もしくは呼吸努力関連覚醒） ii 各呼吸イベントのすべて，あるいは一部で呼吸努力が認められる（呼吸努力関連覚醒の場合は，食道内圧の測定が好ましい）
C ポリソムノグラフィによる所見 i 1時間に15回以上の呼吸イベント（無呼吸，低呼吸，もしくは呼吸努力関連覚醒） ii 各呼吸イベントのすべて，あるいは一部で呼吸努力が認められる（呼吸努力関連覚醒の場合は，食道内圧の測定が好ましい）
D 他の睡眠障害，身体的あるいは神経学的疾患，薬物の影響，他の物質使用で説明できない

（文献3より引用）

  Point

- OSAはエプワース睡眠尺度でおおまかにあたりをつけ，アプノモニターやポリソムノグラフィで確定診断をつける

閉塞性睡眠時無呼吸（OSA）の治療

OSAの診断を受けました。さて，どうしましょう。教科書を読むと，えーとCPAP療法，ふむふむ。いろいろと書いていますね。

しかし，OSAの治療でとても重要なことがあります。それは，**生活習慣の改善**です！ 特に**減量**！ 130kgあるOSAの患者さんが「じゃ治療ヨロシク！」と言いながらケーキをむしゃむしゃ食べていては意味がありません。減量こそが最大の治療とも言えますので，1kgでも2kgでもいいのでダイエットを頑張ってもらいましょう[4]。寝酒も結構OSAのリスクなので，アルコールもできるだけ減らしてもらうほうがよいでしょう。

CPAP療法は，OSAの治療として非常に有名です。しかし機械が必要になるので患者さんにとっては非常に煩雑です。これは，外から陽圧をかけて空気を送り込む治療法です。舌根が沈下しなければ，快適な睡眠生活が送れるでしょう（**図7-3**）。CPAP療法によって明らかにいびきや無呼吸が減ります。

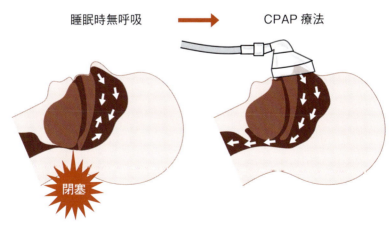

図7-3　CPAP療法の効果

CPAP療法は，ベッドサイドに百科事典くらいの大きさの機械を置いて，マスクを装着します（**図7-4**）。マスクには色々な種類のものがあり

ますが，鼻マスクが主流ですね。そのため，ダクトが邪魔だと感じるデリケートな人にとってはつらい治療法になるかもしれません。

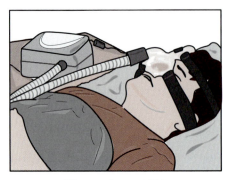

図 7-4　CPAP 療法

　CPAP 療法によっていびきと無呼吸が減るので，夫婦ともによく眠れるようになります。しかし，アラーム設定によっては CPAP 療法の機械からピー！　ピー！　と音が鳴るため，注意が必要です。

　CPAP に引けをとらない治療法として，**口腔内装置**というものもあります[5]。要はマウスピースのことで，スリープスプリントなどとも呼ばれています。舌根を前方に挙上してくれるので，気道が開放されるという原理です。軽症の OSA の患者さんに保険適用がありますが，3 割負担でも 1 〜 3 万円とややお高めです。私の患者さんにはあまり人気がありません。やはり違和感が強いのでしょうね。

Point

- OSA の治療には，生活習慣の改善（減量，節酒など），CPAP 療法，口腔内装置（スリープスプリント）などがある

2. 閉塞性睡眠時無呼吸（OSA）　運転手にとって致命的疾患

■ コラム：CPAP療法をすると太る？

　OSAに対してCPAP療法をすることで，OSAの症状である日中の眠気を改善し，心血管系疾患のリスクをも減らすことができると述べました。そのため，CPAP療法はOSAの第一選択の治療法に君臨しています。

　さて，OSAにとって天敵である肥満。実は，CPAP療法を導入すると太るんじゃないかという見解が存在します[6]。OSAがCPAP療法によってよくなると，エネルギー消費量が低下するだけでなく，食行動がさかんになります。その結果，太りやすいと考えられているのです。これは禁煙後の体重増加と似ています。たばこを吸っているときは，あまり食欲が出ません。空腹すらもたばこで誤魔化すことができます。しかし，禁煙後は口寂しさをたばこでまぎらわすことがなくなるため，食行動がさかんになります。

　OSA患者さんの減量手段としてCPAP療法が取り沙汰されますが，実は体重はむしろ増加しやすい治療法であることを肝に銘じておくべきでしょう。

参考文献

1) Somers VK, et al. Sleep apnea and cardiovascular disease: an American Heart Association／american College Of Cardiology Foundation Scientific Statement from the American Heart Association Council for High Blood Pressure Research Professional Education Committee, Council on Clinical Cardiology, Stroke Council, and Council On Cardiovascular Nursing. In collaboration with the National Heart, Lung, and Blood Institute National Center on Sleep Disorders Research（National Institutes of Health）. Circulation. 2008 Sep 2; 118（10）: 1080-1111.

2) Johns MW. A new method for measuring daytime sleepiness: the Epworth sleepiness scale. Sleep. 1991 Dec; 14（6）: 540-545.

3) American Academy of Sleep Medicine: International Classification of Sleep Disorders, American Academy of Sleep Medicine, 2nd edition, 2005.

4) Peppard PE, et al. Longitudinal study of moderate weight change and sleep-disordered breathing. JAMA. 2000 Dec 20; 284（23）: 3015-3021.

5) Bratton DJ, et al. Comparison of the effects of continuous positive airway pressure and mandibular advancement devices on sleepiness in patients with obstructive sleep apnoea: a network meta-analysis. Lancet Respir Med. 2015 Nov; 3（11）: 869-878.

6) Tachikawa R, et al. Changes in Energy Metabolism After Continuous Positive Airway Pressure for Obstructive Sleep Apnea. Am J Respir Crit Care Med. 2016 Mar 1.［Epub ahead of print］

7章 その他

3. 肺高血圧症

溺れるような呼吸の苦しみ

肺高血圧症とは

　肺高血圧症は，呼吸器疾患と循環器疾患の間に位置する，学問的にはちょっと難しい疾患です。そもそも，どこが高血圧になるのかよくわかっていない人が多い。え？　私もわからない？　じゃあここで復習しましょう。

　まず，高血圧になる場所ですが，**肺動脈**です。肺動脈……。覚えていますか。体中で使い古された静脈は，大静脈から右心室へと返ってきますね。その後，酸素ゆたかな血液に生まれ変わるために心臓から肺へ送り出されるのが肺動脈です（**図7-5**）。ここの圧が高くなるのが肺高血圧症です。そのため，正確には肺動脈性肺高血圧症（PAH）と呼びます。ちなみに

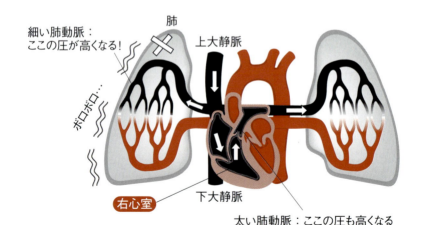

図7-5　肺動脈と肺高血圧症

196

3. 肺高血圧症　溺れるような呼吸の苦しみ

忘れてはいけないのが，肺動脈には全身をめぐって返ってきた静脈血が流れていることです。

　呼吸器病棟で遭遇する肺高血圧症はほとんどが，肺の病気に続発した肺高血圧症です。これはどういうことでしょう？　たとえば，肺が間質性肺炎などでボロボロになってしまったとします。すると，図 7-6 で示す肺でだんだんと細くなっていく毛細血管の抵抗が強くなってしまいます。すると，結果として肺動脈で静脈血の渋滞が起きてしまいます。その渋滞が圧上昇を招くのです。

Point
- 肺高血圧症は肺動脈の圧が高くなる疾患である

肺高血圧症の診断

　肺高血圧症を疑う状況というのがイメージしにくいですよね。この疾患の症状として多いのは，労作時呼吸困難感です。歩くとしんどいんです。重症の患者さんの場合，「常に水に溺れているくらいしんどい」とおっしゃる人もいます。息切れは一般的な呼吸器疾患でもみられる症状であるため，COPD だと思ったら肺高血圧症だった，ということもよくあります。

　慢性的な息切れを訴える患者さんがいた場合，**心エコー検査**で肺動脈圧が高いときにこの疾患を疑うことになります。一般的な経胸壁心エコーではわかる範囲が限られているのですが，肺動脈圧の推定は可能です。これがだいたい収縮期で 50mmHg を超えておれば，肺高血圧症と考えてよいです。

　しかし上述したように，呼吸器疾患に続発する肺高血圧症というのが結構多い。私の外来の肺高血圧症の患者さんの 9 割以上は呼吸器疾患に続発した肺高血圧症です（原因がはっきりしない原発性肺動脈性肺高血圧症

という疾患も少数存在します）。

　確定診断は**右心カテーテル検査**です。スワンガンツカテーテルを，右頸部，右鎖骨下，右肘の静脈から挿入し，右心房→右心室→肺動脈とスルスル挿入していきます（**図 7-6**）。これで直接肺動脈圧が測定できます。右心カテーテル検査で肺動脈平均圧≧ 25mmHg，肺動脈楔入圧は正常（左心系の異常はない）であることが必須条件になります。この右心カテーテルのよいところは，どの部位がどのくらい障害されているか細かいデータが得られることです。これは経胸壁心エコー検査にはないメリットです。とは言え，右心カテーテル検査が実施できる施設はそこまで多くないですし，そうした侵襲的な処置ではなく簡便に診断を望む人がいるのも事実。そういった場合には，心エコー検査で簡易診断ということになります。

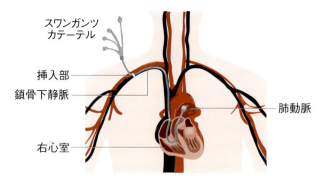

図 7-6　右心カテーテル検査

Point
- 肺高血圧症は心エコー検査や右心カテーテルで診断する

肺高血圧症の治療

さて，息切れを訴えて来院した患者さんが肺高血圧症であると診断されました。治療法はどうしましょうか。肺高血圧の原因次第なので，一概にどうだと語れるものではないのですが，ナースとして知っておきたい治療法を書いてみましょう。

まず内服治療です。呼吸器疾患に続発した二次性肺高血圧症の場合には原疾患の治療が鉄則ですが，肺高血圧そのものに対して特異的に使用する薬剤もあります。それが，肺の血管を拡張させる治療薬です。ボセンタン（トラクリア®）やタダラフィル（アドシルカ®）という商品がそういった薬剤に該当します。あまり耳慣れない薬剤ですね。その理由は，実臨床における使用頻度がまだまだ少ないからです。肺高血圧症の患者さん自体は決して少なくないのですが，これらの薬剤は副作用が多いことと，薬価が高いことから，あまり軽症例にバンバン使われるものではないと考えられています。個人的には，日本の呼吸器内科医はもう少し導入してもよいのでは……と感じています。

肺高血圧症に対して外科的治療が行われることもあります。たとえば，呼吸器内科では，**慢性血栓塞栓性肺高血圧（chronic thromboembolic pulmonary hypertension：CTEPH）**に続発した肺高血圧症の場合，血栓を除去する手術を行うことがあります。CTEPH は「シーテフ」と呼ばれることもあります。

Point

- 肺高血圧症の治療は，内服治療が主体であるが，呼吸器内科では使用頻度はあまり多くない

7章 その他

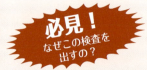

BNP

　BNPという言葉を聞いたことがあるでしょうか。日本語では脳性ナトリウム利尿ペプチドと言いまして、これは心不全のときにグンと上がる血液検査のマーカーとして知られています。具体的な数値としては、400pg/mLを超えるような高い値だと心不全の可能性が高い、100pg/mLを下回る場合は心不全ではない可能性が高いといった使い方ができます。

　実は、このBNPは、肺高血圧症でも上昇するのです。内服治療の効果判定にも使用できるという意見もあり、私も外来では定期的に測定しています。間質性肺疾患のような呼吸器疾患に続発する肺高血圧症では、BNPが高い患者さんは予後があまりよくないとされています[1]。

参考文献
1) Corte TJ, et al. Elevated brain natriuretic peptide predicts mortality in interstitial lung disease. Eur Respir J. 2010 Oct; 36（4）: 819-825.

4. 急性呼吸窮迫症候群 （ARDS）

最も重篤な呼吸器疾患

急性呼吸窮迫症候群（ARDS）とは

　急性呼吸窮迫症候群（Acute respiratory distress syndrome：ARDS）は，患者さんも医療従事者も，誰しもが遭遇したくない最重症の呼吸器疾患です。ARDS，ARDS とよく耳にすると思いますが，それが一体何を意味しているのか，実はあまり知られていません。ここでしっかり勉強しておきましょう。

　ARDS とは，簡単に言えば「**重症患者さんの両肺が真っ白になった突然発症の呼吸不全**」の総称です。なんか医学的な言い回しではないですが，そう覚えてもらったほうが理解しやすいと思います。重症の患者さんだから呼吸不全になるのか，呼吸不全だから重症患者さんなのか，そのスタートがよくわからないこともありますが，とにもかくにも ARDS は重症の呼吸不全なのです。

　さて，両肺が真っ白になる病態として有名なのは心不全です。私の勤務している病院は呼吸器疾患の高度専門施設なのですが，心不全の患者さんが「肺が白くなった」ということで紹介されることもしばしばあります。心不全でも肺が真っ白になるんですよね。そのため，ARDS では**心不全ではないこと**が診断の前提になります。

7章 その他

201

Point
- ARDS は，両肺が真っ白になる突然発症の呼吸不全の総称である
- ARDS は，心不全ではないことが前提である

急性呼吸窮迫症候群（ARDS）の診断

 2016年8月の時点で，ARDSは**表 7-4**のような診断基準が定められています。酸素化の程度によって軽症〜重症と3分類されていますが，ARDSはそもそも重症なのでご注意を。ナースとして覚えておくべきは，両肺が白くなった突然発症の呼吸不全がARDSであるということです。

表 7-4　ARDS の診断基準（ベルリン基準）

	軽症 ARDS	中等症 ARDS	重症 ARDS
経過	既知の危険因子の侵襲もしくは呼吸症状の増悪または新たな出現から1週間以内		
酸素化	$PaO_2 / F_IO_2 : 201\text{-}300mmHg$ with $PEEP / CPAP \geq 5cmH_2O$	$PaO_2 / F_IO_2 : 101\text{-}200mmHg$ with $PEEP \geq 5cmH_2O$	$PaO_2 / F_IO_2 : \leq 100mmHg$ with $PEEP \geq 10cmH_2O$
肺水腫	心不全や輸液過多で説明がつかない呼吸不全危険因子が判然としない場合は客観的評価（心エコーなど）によって静水圧性肺水腫の否定が必要		
胸部画像	両側肺浸潤影：胸水，無気肺，結節などで説明がつかないもの		

（文献1より引用）

 胸部画像検査では，両肺が真っ白になります。提示した**図 7-7**は同じ患者さんのものですが，どちらがARDSかおわかりでしょうか。誰でもわかりますよね，右側の写真がARDSです。この患者さんは，この後人工呼吸器に装着されました。

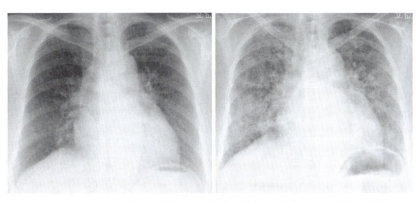

図 7-7　ARDS 発症前（左）と発症後（右）の胸部レントゲン写真

　ARDS の原因はさまざまです。輸血，外傷，手術，感染症……なんでもアリです。原因があって肺が白くなれば，ARDS と言えます。そのため ARDS は一つの疾患というよりは，症候群として捉えるほうが正しい。だから病名に症候群がついているのです。

  Point
- ARDS には，さまざまな原因がある
- ARDS は，2016 年 8 月時点ではベルリン基準に基づいて診断している

急性呼吸窮迫症候群（ARDS）の治療

　ARDS の治療について書くと，一冊の本ができあがるくらいのエビデンスがあるらしいので，ここではざっくりとした解説をさせていただきます。

　ARDS は，原因があればそれをどうにかコントロールすることが重要になります。たとえば感染症であればしかるべき抗菌薬を点滴投与することが重要です。

7章 その他

　ARDS は最重症の呼吸器疾患なので，多くの患者さんが人工呼吸器を要します。しかし最近は非侵襲的陽圧換気（NPPV）の使用が増えただけでなく，ネーザルハイフローという鼻腔から高流量酸素を投与することが可能になったこともあり，ARDS 患者さんでも即座に人工呼吸器を選択しないことが増えてきました。それが良いか悪いかはいろいろな意見があります。

　人工呼吸器の設定の話になるともう読みたくなくなると思うので，簡単に書きます。ARDS では**高い PEEP** をかける必要があるとされています（異論を唱える研究グループもありますが）[2]。PEEP は，呼気終末時の気道内圧を陽圧に維持することを意味します。肺胞が虚脱しないようにするためです。ARDS では，肺胞がブチュっとつぶれてしまうと，なかなか膨らみにくくなることがわかっています。私の子どもは風船をプープー膨らませてよだれでベチョベチョにして部屋の片隅にほったらかしにしているのですが，その一度しぼんだ風船をもう一度膨らませるのはなかなか至難の業です。風船がしぼまないように持続的に PEEP をかけておく必要があるということです。また，**1 回換気量を少なめにする**必要があります[3]。酸素が不足している最重症の病態なのだから，換気量は多くしないとダメでしょと思われるかもしれません。しかし ARDS では，まったく機能していない肺胞と，ガス交換が可能な元気な肺胞が混在しています。つまり，動員できる肺胞の数が不足しています。この状態で酸素化がよくならないからと青天井に 1 回換気量をどんどん上げていくと，肺の保護ができなくなり過膨張による肺胞障害を引き起こします。ARDS における適正な 1 回換気量は，おおよそ 6mL／kg とされています。60kg の成人なら，360mL ですね。これらを全部まとめて，**肺保護戦略**と呼びます※。

....

※厳密には「肺の過膨張による正常肺の障害を回避して，肺を保護する目的でおこなわれる呼吸管理」を指す。①低 1 回換気量（6mL／kg），②吸気プラトー圧 < 30 cmH$_2$O を目標にする，③吸気プラトー圧制限を優先し高炭酸ガス血症を

容認する（permissive hypercapnea），④肺胞の虚脱を防ぐための高PEEP，で構成される。

Point
- ARDSは，原因疾患の適切な治療が最優先される
- ARDSに対する人工呼吸管理では，PEEPを高めに，1回換気量を少なめに設定する（肺保護戦略）

参考文献
1) ARDS Definition Task Force. Acute respiratory distress syndrome: the Berlin Definition. JAMA. 2012 Jun 20; 307 (23) : 2526-2533.
2) Briel M, et al. Higher vs lower positive end-expiratory pressure in patients with acute lung injury and acute respiratory distress syndrome: systematic review and meta-analysis. JAMA. 2010 Mar 3; 303 (9) : 865-873.
3) Petrucci N, et al. Lung protective ventilation strategy for the acute respiratory distress syndrome. Cochrane Database Syst Rev. 2013 Feb 28; 2: CD003844.

7章 その他

5. 気　胸

なぜ肺がしぼむ？

気胸とは

「気胸なんて誰でも知っているよ。肺がしぼむ疾患でしょ？」

ふむふむ，その通り。しかし，病態生理を紐解くと意外に知らないことが多いのが気胸。あなどるなかれ，気胸。まず，なぜ肺がしぼむのかを考えてみましょう。

まず，大前提として胸腔が**陰圧**であることを知っておかなければいけません。実は，陰圧というのがわかりにくい。たとえば風船を膨らませるとき，中から空気を送り込む行為，これを陽圧と言います。一方，風船を外から膨らませる行為，これを陰圧と言います。外からどうやって風船を膨らませるんだよ！　とツッコミがありそうですが，吸引力がバツグンの掃除機でもくっつけて無理矢理外から引っ張って膨らませるところを想像してみましょう（**図7-8**）。陽圧と陰圧，肺が膨らむ原理にはその両方がからむのですが，覚えてもらいたいのは呼吸生理学的にはどちらかといえば陰圧の要素が強いということです。つまり，外から無理矢理膨らませる作用が大きいということです。

胸腔内が陰圧になっていると，もしここに空気が流入すると陰圧が解除されて風船はしぼみます。たとえば肋骨がバキバキに折れるような交通事故になったとき，外気胸という状態になります。これは，外から空気が流入してくるため胸腔内の陰圧を保てなくなって肺がしぼむことを意味します。気胸というのは，どのような原因であれ**胸腔内に外気が流入するため**

206

5. 気胸　なぜ肺がしぼむ？

肺がしぼむのです（図 7-9）。

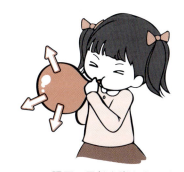

陽圧で風船を膨らませる

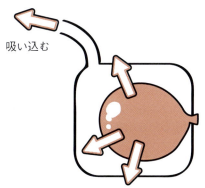

陰圧で風船を膨らませる

図 7-8　風船を陽圧と陰圧で膨らませる

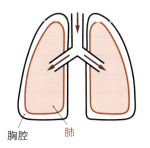
胸腔は陰圧になっている

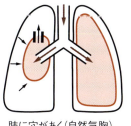
穴があいて大気に開放されると，胸腔は陰圧から大気圧になるため肺がしぼむ

肺に穴があく（自然気胸）

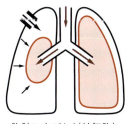
胸腔に穴があく（外気胸）

図 7-9　気胸の模式図

207

7章 その他

　一般的に気胸の原因として最も多いのは，肺の嚢胞がはじけることです。これを**自然気胸**と言います。典型的には，**痩せ型・高身長の男性，COPDのような気腫性病変のある患者さん**に多いとされています。特に急激に身長が伸びた男性[1]や重喫煙歴のある男性[2]では注意が必要です。患者さんには便宜的に「肺という風船のような臓器がパンと割れてしぼむ」とわかりやすく説明していますが，医療従事者としては「陰圧である胸腔内に外気が流入するため肺が虚脱する」という点を理解しておかねばなりません。

Point
- 胸腔内は陰圧に保たれている
- 気胸は，胸腔内に外気が流入することによる肺の虚脱である
- 気胸は痩せ型・高身長の男性，COPDのような気腫性病変がある患者に多い

気胸の診断

　気胸を疑うのは，普段元気な人が急に胸痛や呼吸困難感を訴えたり，SpO_2が低くなったりしたときです。重度の気腫肺を有するCOPDの患者さんなどでは「特にいつもと変わりないよ」とケロっとしていることもあるのですが，無症候性にSpO_2が低いときでも気胸を積極的に疑わないといけません。

　気胸の診断はどちらかと言えば簡単です。胸部レントゲン写真で，虚脱した肺を観察すればよいのです。しっかりとした条件で撮影すれば，虚脱した肺の辺縁が追えるはずです（**図7-10**，矢印）。これは胸部CT写真でも確認できます。

　ただし，わずかな気胸の診断は胸部レントゲン写真だけでは難しいかもしれません。気胸はないだろうと思っていても，胸部CT写真で気胸アリ

5. 気胸　なぜ肺がしぼむ？

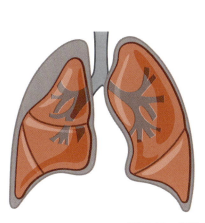
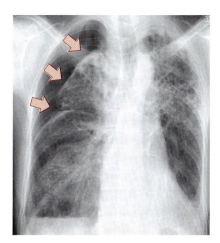

図 7-10　気胸のレントゲン写真

と診断される人も実際にいます。たとえば先ほどの胸部レントゲン写真ですが，胸部 CT を撮影してみると，**図 7-11** のような感じです。実は，右気胸だけでなく，ごくごくわずかに左肺も気胸を起こしているのです。こういうわずかな虚脱は胸部 CT 写真でなければ診断が難しい。

　自然気胸のうち 1 〜 2％は**緊張性気胸**という最重症の気胸になること

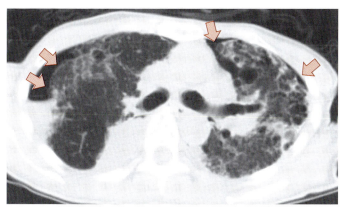

図 7-11　両側気胸が隠れていた例

209

7章 その他

があるため[3]、呼吸困難感が極端に強くないか、SpO_2の維持ができるかどうか、血圧低下などショックを示唆する異常はないか、すみやかに観察することが必要です。

- 気胸は急性発症の呼吸器症状やSpO_2の低下があったときに疑う
- 気胸は胸部画像で虚脱した肺を観察することで診断される

気胸の治療

　気胸の治療は、胸腔ドレナージによって行われます。外傷による気胸でも嚢胞がやぶれた気胸でも、基本的には**胸腔ドレナージしながら傷口が治るのを待つ**というスタンスです。胸腔ドレーンを入れたからといって、やぶれた肺が治るわけではありませんからね。あまりにも外気との交通の穴が大きい場合には外科的手術も考慮します。また、何度も気胸を繰り返している人でも外科手術が選択されます。

　胸腔ドレーンを挿入すると、持続吸引器とつながれた状態になるので、ADLが極度に低下します（**図7-12**）。特に高齢者の場合、これによって寝たきりに近い状態になることも……。

　最近は、ソラシックエッグ®という外来でも気胸治療ができる簡易ドレーンも開発されているので、将来ADL低下という悩みは解決するかもしれません（**図7-13**）。

　胸腔ドレナージで覚えておきたいのは、**呼吸性移動**と**エアリーク**の観察です。そのためには、持続吸引の仕組みを理解しなければなりません（**図7-14**）。ここが呼吸器ナースにとっての鬼門とも言えます。まず、胸腔ドレーンからは血液やら胸水やらが出てくるので、**廃液ボトル**が必要になります。これはわかりますよね。次に**水封ボトル**について。病院によって

5. 気胸 なぜ肺がしぼむ？

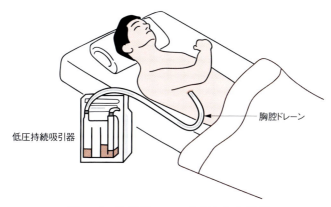

図 7-12　胸腔ドレーンを挿入した状態

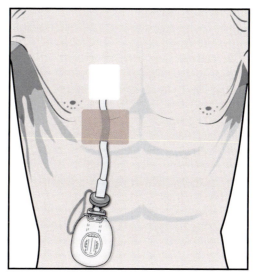

図 7-13　ソラシックエッグ®

はウォーターシールと呼んでいるものです。胸腔ドレーンは外気とつながっているのですが，常時ツーツーだと困ります。たとえば持続吸引器がこわれてしまったとき，外気が胸腔内に大量に逆流してしまう可能性があります。そのため，ストッパーとして水をバリアにしているのです。これが水封です。水封が上下に動くことを**呼吸性移動**，水封の中を空気がボコ

211

7章 その他

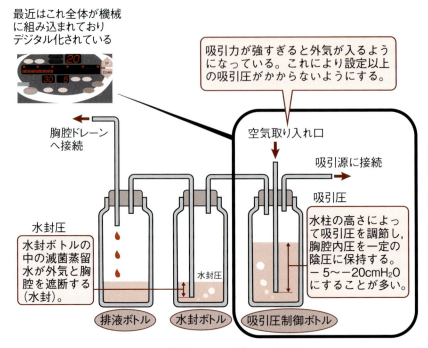

図7-14　胸腔ドレナージの3連ボトル

ボコと移動することを**エアリーク**と言います。呼吸器ナースはこの水封ボトルを観察すべし！　最後に**吸引圧調節ボトル**というのがあるのですが，最近はこの部分がすべて機械になっている製品が増えているので，陰圧がデジタル表示になっているものを採用している施設はこの部分は覚えなくてもよいと思っています。

　さて，水封ボトルを観察してみましょう。一番理想的なのは，**呼吸性移動が少しあるかほとんどない状態＋エアリークがない状態**です。エアリークがないということは，穴がふさがっていることを意味します。しかし，胸腔ドレーンが折れ曲がって閉塞していてもエアリークは出ません。この場合，呼吸性移動はまったく観察されなくなります。ただ，気胸が治癒しているのかドレーンがどこかで閉塞しているのか判断に困るケースもありますので，エアリークがなくなったことはどこかで主治医に報告すべきだ

212

5. 気胸 なぜ肺がしぼむ？

と思います。ドレーンが閉塞しておれば，気胸が悪化していくので呼吸器症状が悪化したり SpO$_2$ が低下したりすることが多いです。**呼吸性移動があってなおかつエアリークもある状態**，これは気胸がまだ治っていないことを意味します。エアリークが以前よりも増えていないか観察しましょう。昨日はポコポコ……くらいだったのに，今日ボコボコボコボコ！　と激しいエアリークがあれば，胸腔ドレナージだけで治すのは難しいかもしれません。あまりにボコボコがひどいときは，まずドレーンが抜けたりコネクトが外れたりしていないかチェックしてください。

Point

- 気胸は胸腔ドレナージによって治療する
- 胸腔ドレナージ中は，水封ボトルの呼吸性移動やエアリークの有無を観察する

クランプテスト

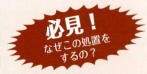

さて,エアリークがなくなり気胸が治りました。胸部レントゲン写真でも肺が全拡張している。よし胸腔ドレーンを抜こう!そのとき,クランプテストを実施することになりました。はて,クランプテストとは何でしょう?

クランプとは,ご存知の通り,ドレーンを鉗子などで人為的に閉塞させることを意味します。もし,気胸が治っておれば,クランプテストをしても肺が虚脱しません。しかし,気胸が治っていない状態でクランプすると,肺は必ず虚脱します。

つまり,エアリークがなくなって肺が全拡張していても,本当に気胸が治っているのかどうかわからないときにクランプテストを行うのです。マイナーリークといって,ごくごくわずかなエアリークが残存している場合,やはり肺が虚脱します。

クランプテストそのものは決して推奨された処置ではありません。クランプテストを行わない病院も多数あります。

参考文献
1) Chang PY, et al. Rapid increase in the height and width of the upper chest in adolescents with primary spontaneous pneumothorax. Pediatr Neonatol. 2015 Feb; 56 (1): 53-57.
2) Bense L, et al. Smoking and the increased risk of contracting spontaneous pneumothorax. Chest. 1987 Dec; 92 (6): 1009-1012.
3) Noppen M, et al. Pneumothorax. Respiration. 2008; 76 (2): 121-127.

索 引

外国語・他

1 秒率　102

A

ABPA　58
ACE　165
ACOS　113
AIP　124
ALK　143
ALK-TKI　144
ARDS　201
──の診断基準　202

B

β-D グルカン　64
β ラクタム系抗菌薬　24
BAE　76
BAL　171
BHL　162
BNP　200

C

CAP　18
CEA　154
CEP　167
CHP　177
coarse crackles　26
COP　124
──の治療　126
COPD　100
──の診断　102
──の治療　104
──の分類　103
CPAP 療法　193,195
CRP　25
CTEPH　199
CYFRA21-1　154

D

DIP　124
DPI　91

E

EGFR　143
EGFR チロシンキナーゼ阻害薬　131
EGFR-TKI　143
EP　167

F

fine crackles　26, 120

H

HAP　41
HCAP　35
HP　173

I

IGRA　68
IIPs　123
IPF　116, 124
──の診断　118
──の治療　121

K

KL-6　122

L

LAMP 法　30
LIP　124

M

Mycobacterium avium complex
　(MAC)　68, 73

N

N95 マスク　70
NHCAP　35
NPPV　46, 204
NSIP　124
──の治療　126
NTM　68, 73

O

OSA　189
──の診断基準　192

P

PAH　196
PEEP　204
pMDI　91
PPFE　124
ProGRP　154

Q

QFT　67

215

索 引

R

RB-ILD　124

S

SAS　189
sIL-2R　165

T

TNM 分類　140

tree-in-bud　67
T-SPOT　67

V

VAP　46

W

wheezes　81

日本語

あ

悪性胸膜中皮腫　150
──の診断　152
──の治療　153
悪性リンパ腫　165
アクリジニウム臭化物（エクリラ®）　106
アスベスト　150, 185
アスペルギルス　55
アズマチェック　94
アズマネックス®
　　（モメタゾンフランカルボン酸エステル）
　　86
アズマプランプラス　94
アドエア®
　　（フルチカゾンプロピオン酸エステル／
　　サルメテロールキシナホ酸塩）　87, 107
アドシルカ®（タダラフィル）　199
アドナ®　76, 112
アトピー素因　81
アトロベント®
　　（イプラトロピウム臭化物水和物）　106
アノーロ®（ウメクリジニウム臭化物／
　　ビランテロールトリフェニル酢酸塩）
　　106
アバスチン®（ベバシズマブ）　144
アファチニブ（ジオトリフ®）　131, 143
アプノモニター　191
アリムタ®（ペメトレキセド）　144, 153
アレクチニブ（アレセンサ®）　143
アレセンサ®（アレクチニブ）　143
アレルギー　81
アレルギー性気管支肺アスペルギルス症

（ABPA）　58

い

石綿　150
石綿肺　184
イスコチン®（イソニアジド）　70
イソニアジド（イスコチン®）　70
イトラコナゾール（イトリゾール®）　62
イトリゾール®（イトラコナゾール）　62
イプラトロピウム臭化物水和物
　　（アトロベント®）　106
イリノテカン　131
医療・介護関連肺炎（NHCAP）　35
──の診断　36
──の治療　38
医療ケア関連肺炎　35
イレッサ®（ゲフィチニブ）　131, 143
インターフェロンγ遊離アッセイ　67
インダカテロールマレイン酸塩（オンブレス®）
　　106
院内肺炎（HAP）　41
──の診断　41
──の治療　43

う

ウィーズ（wheezes）　81
右心カテーテル検査　198
ウメクリジニウム臭化物（エンクラッセ®）
　　106
ウメクリジニウム臭化物／
　　ビランテロールトリフェニル酢酸塩
　　（アノーロ®）　106
ウルティブロ®（グリコピロニウム臭化物／
　　インダカテロールマレイン酸塩）　106

え

エアリーク　210
エクリラ®（アクリジニウム臭化物）　106
エタンブトール（エブトール®）　70, 76
エブトール®（エタンブトール）　70, 76
エプワース眠気尺度　191
エルロチニブ（タルセバ®）　131, 143
エンクラッセ®（ウメクリジニウム臭化物）
　106
嚥下リハビリテーション　40

お

オーキシス®
　（ホルモテロールフマル酸塩水和物）　106
オーグメンチン®　32
オシメルチニブ（タグリッソ®）　131, 143
オフェブ®（ニンテダニブ）　121
オプジーボ®（ニボルマブ）　149
オルベスコ®（シクレソニド）　86
オンブレス®
　（インダカテロールマレイン酸塩）　106

か

加圧式定量噴霧式吸入器（pMDI）　91
過敏性肺炎（HP）　173
——の診断　174
——の治療　178
カフ圧　52
カフ上吸引　52
感染　65
感度　9

き

気管吸引　51
気管支拡張症　109
——の診断　111
——の治療　112
気管支喘息　80
——の診断　82
——の治療　85
——のリスク　84
気管支動脈塞栓術　76
気管支肺胞洗浄　171
気胸　206
——の診断　208
——治療　210
気道可逆性検査　108

き（右段）

キノロン系抗菌薬　32
急性間質性肺炎（AIP）　124
急性好酸球性肺炎　167
急性呼吸窮迫症候群（ARDS）　201
——の診断　202
——の治療　203
吸入抗コリン薬　106
吸入抗コリン薬＋吸入長時間作用性 β_2 刺激薬
　107
吸入ステロイド薬　86, 98
吸入ステロイド薬＋
　吸入長時間作用性 β_2 刺激薬　107
吸入短時間作用性 β_2 刺激薬　87
吸入長時間作用性 β_2 刺激薬　86, 106
吸入長時間作用性抗コリン薬　86
キュバール®
　（ベクロメタゾンプロピオン酸エステル）
　86
胸腔ドレナージ　210
胸部 CT 写真　13
胸部 HRCT　127
胸部レントゲン写真　10
緊張性気胸　209

く

クォンティフェロン（QFT）　67
クラビット®（レボフロキサシン）　32
クラミドフィラ　28
グラム染色　48
クラリス®（クラリスロマイシン）　32, 76
クラリスロマイシン（クラリス®）　32, 76
クランプテスト　214
グリーンバーガー・パッターソンの診断基準
　60
グリコピロニウム臭化物（シーブリ®）　106
グリコピロニウム臭化物／
　インダカテロールマレイン酸塩
　（ウルティブロ®）　106
クリゾチニブ（ザーコリ®）　143
クリプトコッカス　55
クロルヘキシジン　53

け

珪肺　184
血清可溶性インターロイキン 2 受容体　165
血痰　74, 110
ゲフィチニブ（イレッサ®）　131, 143
ゲムシタビン　131

索 引

こ

口腔ケア　52
口腔内装置　194
抗原回避　178
好酸球性肺炎（EP）　167
――の診断　168
――の治療　170
光線過敏症　121
抗トリコスポロン抗体　177
誤嚥　37
誤嚥性肺炎　37
コースクラックル　26
呼吸細気管支炎を伴う間質性肺疾患（RB-ILD）　124
呼吸性移動　210
コントローラー　88

さ

ザーコリ®（クリゾチニブ）　143
細菌性肺炎と非定型肺炎の鑑別　31
在宅酸素療法　126
左右対称の鉄則　10
サルコイドーシス　158
――の診断　160
――の注意点　164
――の治療　163
サルタノール®（サルブタモール硫酸塩）　87, 107
サルブタモール硫酸塩（サルタノール®）　87, 107
サルブタモール硫酸塩（ベネトリン®）　87, 107
サルメテロールキシナホ酸塩（セレベント®）　86, 106
サワシリン®　32

し

シーブリ®（グリコピロニウム臭化物）　106
ジェニナック®　32
ジオトリフ®（アファチニブ）　131, 143
ジカディア®（セリチニブ）　143
シクレソニド（オルベスコ®）　86
ジスロマック®　32
市中肺炎　18
――の診断　20
――の治療　24
シプロキサン®　32

シ

シムビコート®（ブデソニド／ホルモテロールフマル酸塩水和物）　87, 107
縦隔条件　13
手指衛生　51
腫瘍マーカー　154
人工呼吸器関連肺炎（VAP）　46
――の診断　47
――の治療　50
――の分類　49, 51
侵襲性肺アスペルギルス症　57
じん肺　184
――の診断　186
――の注意点　188
――の治療　187

す

水封　212
睡眠時無呼吸症候群（SAS）　189
スピオルト®（チオトロピウム臭化物／オロダテロール塩酸塩）　106
スピリーバ®（チオトロピウム臭化物水和物）　86, 106
スペクトラム　38
スマート療法　90
スリープスプリント　194
スルペラゾン®　39, 44

せ

咳喘息　96
――の診断基準　97
――の治療　98
石綿　150, 185
石綿肺　184
セリチニブ（ジカディア®）　143
セレベント®（サルメテロールキシナホ酸塩）　86, 106

そ

早期VAP　49
ゾシン®　39, 44
ソラシックエッグ®　210

た

タグリッソ®（オシメルチニブ）　131, 143
タダラフィル（アドシルカ®）　199
タルセバ®（エルロチニブ）　131, 143
短時間作用性 β_2 刺激薬　98, 107

ち

チエナム® 39, 44
チオトロピウム臭化物／
　オロダテロール塩酸塩（スピオルト®）
　106
チオトロピウム臭化物水和物（スピリーバ®）
　86, 106

つ

ツリー・イン・バッド 67

て

デ・エスカレーション 39
テオドール® 105
テオフィリン 98, 105
テオロング® 105
テトラサイクリン系抗菌薬 32

と

特異度 9
特定看護師 4
特発性間質性肺炎（IIPs） 123
特発性器質化肺炎（COP） 124
特発性肺線維症（IPF） 116, 124
特発性非特異性間質性肺炎（NSIP） 124
特発性リンパ球性間質性肺炎（LIP） 124
ドライパウダー吸入器（DPI） 91
トラクリア®（ボセンタン） 199
トランサミン® 76, 112
トリコスポロン 174
トルーゾーン 94

な行

夏型HP 174

肉芽腫 158
ニボルマブ（オプジーボ®） 149
ニンテダニブ（オフェブ®） 121

ネーザルハイフロー 46, 204

は

パーソナルベスト 94
肺アスペルギルス症 55
──の診断 58
──の治療 62
肺アスペルギローマ 57
肺炎 20

──の種類 21
肺がん 136
──の診断 137
──の治療 143
──の病期（ステージ） 140
──の予後 146
──のリスク因子 137
肺結核 65
──の診断 66
──の治療 70
肺高血圧症 196
──の診断 197
──の治療 199
肺動脈 111, 196
肺動脈性肺高血圧症（PAH） 196
肺保護戦略 204
肺マック症 68, 73
肺野条件 13
剥離性間質性肺炎（DIP） 124
発病 65
晩期VAP 49

ひ

ピークフロー 93
非結核性抗酸菌症（NTM症） 68, 73, 110
──の診断 74
──の治療 75
非侵襲性陽圧換気 46, 204
非定型肺炎 27
──の診断 29
──の治療 32
ピラジナミド（ピラマイド®） 70
ピラマイド®（ピラジナミド） 70
ピルフェニドン（ピレスパ®） 121
ピレスパ®（ピルフェニドン） 121

ふ

ファインクラックル 26, 120
フィニバックス® 39, 44
ブイフェンド®（ボリコナゾール） 62
フェノテロール臭化水素酸塩（ベロテック®）
　87, 107
腹臥位療法 52
ブデソニド（パルミコート®） 86
ブデソニド／ホルモテロールフマル酸
　塩水和物（シムビコート®） 87, 107
フルタイド
　（フルチカゾンプロピオン酸エステル） 86

219

索 引

フルチカゾンフランカルボン酸エステル／
　　ビランテロールトリフェニル酢酸塩
　　（レルベア®）　87
フルチカゾンプロピオフルチカゾン
　　プロピオン酸エステル／サルメテロール
　　キシナホ酸塩（アドエア®）　87
フルチカゾンプロピオン酸エステル
　　（フルタイド®）　86
フルチカゾンプロピオン酸エステル／
　　サルメテロールキシナホ酸塩（アドエア®）
　　107
フルチカゾンプロピオン酸エステル／
　　ホルモテロールフマル酸塩水和物
　　（フルティフォーム®）　87
フルティフォーム®（フルチカゾン
　　プロピオン酸エステル／ホルモテロン
　　フマル酸塩水和物）　87
プレドニゾロン（プレドニン®）　170
プレドニン®（プレドニゾロン）　170
プロカテロール塩酸塩水和物（メプチン®）
　　87, 107
プロカルシトニン　34

へ

閉塞性睡眠時無呼吸（OSA）　189
――の診断　190
――の治療　193
ベクロメタゾンプロピオン酸エステル
　　（キュバール®）　86
ベネトリン®（サルブタモール硫酸塩）
　　87, 107
ベバシズマブ（アバスチン®）　144
ペメトレキセド（アリムタ®）　144, 153
ベルクロラ音　120
ベルリン基準　202
ベロテック®（フェノテロール臭化水素酸塩）
　　87, 107

ほ

蜂巣肺　118
ボセンタン（トラクリア®）　199
ボリコナゾール（ブイフェンド®）　62
ポリソムノグラフィ　191
ホルモテロールフマル酸塩水和物
　　（オーキシス®）　106

ま

マイコプラズマ　28

マキシピーム®　39, 44
マクロライド系抗菌薬　32
慢性過敏性肺炎（CHP）　177
――の診断基準　178
慢性血栓塞栓性肺高血圧（CTEPH）　199
慢性好酸球性肺炎（CEP）　167
――の診断基準　168
慢性進行性肺アスペルギルス症　57
慢性閉塞性肺疾患　100

み

ミニライト　94
ミノマイシン®　32

め

メプチン®（プロカテロール塩酸塩水和物）
　　87, 107
メロペン®　39, 44
免疫チェックポイント阻害剤　149

も

モダシン®　39, 44
モメタゾンフランカルボン酸エステル
　　（アズマネックス®）　86

や行

薬剤性肺障害　130, 156
――の診断　132

ユニフィル®　105

ヨハンソンの診断基準　48

ら行

リファンピシン　70, 76
リモデリング　83
両側肺門リンパ節腫大　162
リリーバー　90

レジオネラ　28
レボフロキサシン（クラビット®）　32
レルベア®
　　（フルチカゾンフランカルボン酸エステル／
　　ビランテロールトリフェニル酢酸塩）　87

ロセフィン®　32

【著者略歴】

倉原 優（くらはら ゆう）

国立病院機構近畿中央胸部疾患センター内科医師。
2006年滋賀医科大学卒業。洛和会音羽病院を経て2008年より現職。
日本呼吸器学会呼吸器専門医，日本感染症学会感染症専門医。インフェクションコントロールドクター。
人気ブログ「呼吸器内科医」(http://pulmonary.exblog.jp/) の管理人としても知られ，海外文献の和訳などを多数執筆している。

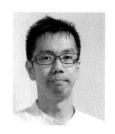

【著書】

「『寄り道』呼吸器診療」（シーニュ），「ポケット呼吸器診療」（シーニュ）「呼吸器診療ここが『分かれ道』」（医学書院），「COPDの教科書」（医学書院），「呼吸器の薬の考え方，使い方」（中外医学社），「本当にあった医学論文」シリーズ（中外医学社），「ねころんで読める呼吸のすべて」シリーズ（メディカ出版），「気管支喘息バイブル」（日本医事新報社），「成人吸入薬のすべて」（日本医事新報社），ほか。

ナースのための世界一わかりやすい呼吸器診断学

2016年10月25日　第1版第1刷 Ⓒ

著　　者	倉原　優　KURAHARA, Yu
発 行 者	宇山閑文
発 行 所	株式会社金芳堂
	〒606-8425 京都市左京区鹿ヶ谷西寺ノ前町34番地
	振替 01030-1-15605　電話 075-751-1111（代表）
	http://www.kinpodo-pub.co.jp/
組　　版	株式会社データボックス
印　　刷	亜細亜印刷株式会社
製　　本	有限会社清水製本所

落丁・乱丁本は直接小社へお送りください。お取り替え致します。

Printed in Japan
ISBN978-4-7653-1692-7

JCOPY ＜(社)出版者著作権管理機構 委託出版物＞

本書の無断複写は著作権法上での例外を除き禁じられています。複写される場合は，その都度事前に，(社)出版者著作権管理機構（電話 03-3513-6969，FAX 03-3513-6979, e-mail: info@jcopy.or.jp）の許諾を得てください。

●本書のコピー，スキャン，デジタル化等の無断複製は著作権法上での例外を除き禁じられています。本書を代行業者等の第三者に依頼してスキャンやデジタル化することは，たとえ個人や家庭内の利用でも著作権法違反です。

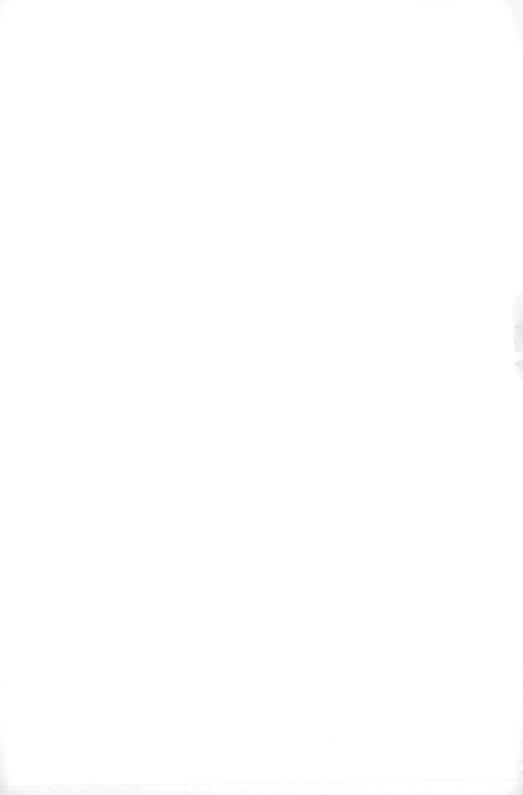